JN016304

これからの
薬物相互作用マネジメント

臨床を変える**PISCS**の基本と実践　第2版

監修　**鈴木 洋史**　東京大学医学部附属病院薬剤部 薬剤部長・教授

編著　**大野 能之**　東京大学医学部附属病院薬剤部 副薬剤部長
　　　樋坂 章博　千葉大学大学院薬学研究院臨床薬理学研究室 教授

じほう

監修のことば

　添付文書や各種ガイドラインなどは，医薬品の適正使用のための基本的かつ重要な情報源であることはいうまでもありません。特に添付文書は薬機法という法的な根拠を有する医薬品情報源であり，また，医療保険や医療訴訟などでの「医療水準の推定根拠」としても用いられる医薬品情報です。しかし，この信頼すべき情報源としての添付文書の記載内容の解釈に困った経験はないでしょうか。例えば，「相互作用の可能性が考えられるため添付文書を確認したが，その組み合わせに関しては記載されていなかった」，「併用注意として記載はされていたが，その程度や具体的な対処は記載されていなかった」などの場合です。このようなときにこそ，薬物動態学や薬力学などの知識をもつ薬剤師が，薬学的アプローチから適切に判断して患者個別の薬物療法を支援することが求められます。最新の添付文書やガイドラインがWeb上でも容易に確認できる環境となった現在，迅速に上記の問題点を評価して適切な情報提供ができないのであれば，薬剤師の存在価値が問われるのではないでしょうか。

　本書では，このような添付文書などの相互作用情報を補足するための評価方法であるPISCSの考え方や，その臨床への応用の実際について具体例をあげながら紹介します。

　さて，2014年の初版発行から7年が経過しました。その間にも薬物相互作用に注意すべき新たな薬剤が上市され，また

2018年7月に「医薬品開発と適正な情報提供のための薬物相互作用ガイドライン」が厚生労働省から発出されました。そこで，薬剤や内容のアップデート，項目の追加などの改訂を行い，第2版を出版させていただくことになりました。

　本書の完成にご尽力いただきました吉岡陽一様，小川直人様をはじめ，じほうの皆さまに感謝を申し上げます。本書が引き続き読者の皆さまの「＋α」の処方支援の助けになれば幸いです。

2021年2月

　　　　東京大学医学部附属病院薬剤部　薬剤部長・教授
　　　　　　鈴木　洋史

はじめに

　基礎と臨床の距離，研究と実務の距離は決して近くはない
と思います。しかし，そこには連続性があり，Pharmacist も
Scientist もそのことを認識して，つながりをもとうとする，
理解をしようとする姿勢が大事なのではないかと思います。
その姿勢が Pharmacist-Scientist であり，程度の差はあって
も，医療現場における Pharmacist の誰にでも求められる概
念ではないかと感じています。そのように考える大きなきっ
かけになったのは，薬物相互作用の解析とマネジメントに関
する研究です。

相互作用情報の現状の問題

　薬物相互作用のリスク評価は適切な薬物療法のために不可
欠ですが，医療現場におけるその実践は容易ではありませ
ん。例えば，わが国で使用されている薬は約3,000成分であ
り，1,000成分程度はシトクロム P450（CYP）による代謝を
受ける薬と推定されます。一方，CYP を阻害あるいは誘導
する薬は100成分程度あると推定され，その組み合わせから
10万程度もの併用の組み合わせが考えられます。しかし，
このような膨大な薬から顕著な相互作用を引き起こす組み合
わせを記憶して，すべての注意喚起を図ることは現実的には
不可能です。さらに，医療現場においては添付文書の記載が
重要視されますが，添付文書では適切に注意喚起できていな
い相互作用も少なくありません。このような現状のなかで，

個々の患者に対してさまざまな薬剤が併用されるため，たとえ報告がない，あるいは添付文書に記載されていない組み合わせでも，速やかに適切にリスク評価を行うことが求められます。

相互作用による血中濃度変化の網羅的な定量的予測

　そこで私たちは，CYPを介する薬物相互作用について，簡便でありながら多くの薬剤の組み合わせについて血中濃度の変化を予測する方法を開発しました。これは，各CYP分子種の典型的な阻害薬あるいは誘導薬と基質薬を併用した一部の臨床試験の血中濃度変化から，各CYP分子種の基質薬のクリアランスへの寄与率（CR），阻害薬の阻害率（IR）あるいは誘導薬によるクリアランス増加（IC）を算出することによって，多数の薬物相互作用による基質薬のAUC変化率を網羅的に予測するものです（Ohno Y et al：Clin Pharmacokinet, 46：681-696, 2007, Ohno Y et al：Clin Pharmacokinet, 47：669-680, 2008）。

Scienceに基づいた注意喚起（PISCS）とマネジメント支援

　さらに，この予測方法をもとに，薬物相互作用の強さの予測を臨床的なリスク評価の設定に応用するための実用的なフレームワーク（Pharmacokinetic Drug Interaction Significance Classification System；PISCS）を構築しました（Hisaka A et al：Clin Pharmacokinet, 48：653-666, 2009）。

　このようなCRやIRなどの強度で分類した薬物間相互作用の強さのフレームワークを利用することにより，臨床試験が

行われていない相互作用も含めて，理論的かつ網羅的に薬物相互作用のリスク評価ができる可能性が示されました。ただし，臨床でのマネジメントは一つのScienceだけに基づくのではなく，多面的な視点で判断することが大事なことは誤解のないように補足させていただきます。

これからの薬剤師

薬剤師は医療のなかで特に薬物療法に関する問題点について薬学的に考え，主体的に関わることで，より良い医療に貢献することが大事であると考えています。そのためには，医療現場におけるPharmacist-Scientistとしての役割が重要と思います。本書がPharmacist-Scientistとして医療現場における薬物相互作用の問題に関わるための一助となれば幸いです。

東京大学医学部附属病院薬剤部　副薬剤部長

大野　能之

第2版発刊にあたって

　CR-IR法やPISCSを発表してから10年以上経ちました。本書を含めて，これまで学会，講演会，研修会，雑誌，書籍などのさまざまな場で紹介させていただき，普及活動に努めてきました。医療現場の薬剤師においても，PISCSの認知度が高くなってきており，実際に活用いただく機会も増えてきていることも実感しています。継続してニーズがあることをとても嬉しく感じる一方で，大変重要な仕事をさせていただいている責任をあらためて感じています。

　第2版では，薬剤のアップデートのみならず，実際にCRやIRを自分自身で計算して適切に薬物相互作用のリスクを評価していただくために，「CR-IR法やPISCSを運用するうえでのポイントや注意点」の項目も新設しました。また，2018年7月には厚生労働省から「医薬品開発と適正な情報提供のための薬物相互作用ガイドライン」が発出され，このガイドラインは多少の違いはありますが，CR-IR法やPISCSと同様の考え方に基づいています。そこで，本ガイドラインの策定作業に長く関わってこられた樋坂先生に，補論の「薬物相互作用ガイドラインと添付文書の記載」の項目も改訂いただきました。

　薬物相互作用の評価やマネジメントに限らず，専門家として情報を扱ううえで重要なことは，得られた情報をただ伝えるだけでなく，その情報の妥当性や限界も理解したうえで，必要に応じて自らも情報を創造して補うことだと思います。

そのうえで，さらにその先に予測される事象や対応まで想像して議論することが重要です。そのためには，自分自身が原理を理解できていることが不可欠であり，本書が引き続き，医療現場における薬物相互作用のマネジメントに役立てれば幸いです。

2021年2月

東京大学医学部附属病院薬剤部　副薬剤部長

大野　能之

本書の使い方

　本書は，薬物相互作用の強さの予測を臨床的なリスク評価の設定に応用するための実用的なフレームワークであるPISCSの考え方を第1章「薬物相互作用を予測するPISCS」で解説し，続いて第2章「PISCSで実践する薬物相互作用マネジメント」では，各論として重要な薬効群や薬剤の具体的な相互作用のマネジメントの考え方について紹介しています。第2章では，次頁の表のようなPISCSに基づいた相互作用一覧を掲載しており，各相互作用のリスク評価や代替薬の検討などの参考にしていただければと思います。

ご注意①：まずは，第1章でこのPISCSについての理解を深めていただきたくお願いします。

ご注意②：第2章でのPISCS に基づく注意喚起区分は私たちの考え方を参考に提案するものですが，あくまでも相互作用のリスク評価や代替薬の検討などの1つの参考情報としてご利用いただきたいものです。実際のマネジメントにおいては，いうまでもなく種々の状況や患者背景から患者個別に妥当な対応が必要です。

表 ○○薬と△△薬の相互作用一覧

○○薬	△△薬					
	成分名●● (商品名●●) CR(CYP3A):0.35		成分名■■ (商品名■■) CR(CYP3A):0.95		成分名▼▼ (商品名▼▼) CR(CYP3A):0.66	
	添付 文書	AUC 上昇比	添付 文書	AUC 上昇比	添付 文書	AUC 上昇比
成分名▲▲ (商品名▲▲) IR(CYP3A):0.98	(注意)	(1.5倍)	(注意)	(14.5倍)	(注意)	(2.2倍)
成分名★★ (商品名★★) IR(CYP3A):0.60	―	1.2倍	注意	2.6倍	―	1.5倍

☒ ✕ (AUC 7倍以上)　　☐ ！ (AUC 2〜7倍)　　▨ ▲ (AUC 2倍未満)

「―」は添付文書に記載なし。「添付文書」欄のカッコ内は阻害薬の添付文書のみの記載。「AUC上昇比」欄のカッコ内は予測値。

枠内の色の説明

枠内の色は，予測されるAUC上昇比から評価される注意喚起の程度を示しています。ただし，現状の添付文書の注意喚起の方が厳しい場合は添付文書の記載も重視してください。

☒ 禁忌に相当（✕印マークで示しています）

■ 警告に相当（!!!マークで示しています）

☐ 注意に相当（！マークで示しています）

▨ 記載なしに相当（▲マークで示しています）

執筆者一覧

監修

鈴木　洋史　東京大学医学部附属病院薬剤部　薬剤部長・教授

編著

大野　能之　東京大学医学部附属病院薬剤部　副薬剤部長
樋坂　章博　千葉大学大学院薬学研究院臨床薬理学研究室　教授

目　次

第 1 章　薬物相互作用を予測する PISCS

1 相互作用の基本を知る ⋯⋯⋯⋯⋯⋯⋯⋯⋯⋯⋯⋯⋯⋯2

はじめに ⋯⋯⋯⋯⋯⋯⋯⋯⋯⋯⋯⋯⋯⋯⋯⋯⋯⋯⋯⋯⋯2

薬物相互作用の種類 ⋯⋯⋯⋯⋯⋯⋯⋯⋯⋯⋯⋯⋯⋯⋯⋯2

代謝過程における相互作用 ⋯⋯⋯⋯⋯⋯⋯⋯⋯⋯⋯⋯⋯4

薬物トランスポーターを介した相互作用 ⋯⋯⋯⋯⋯⋯⋯9

吸収過程における相互作用 ⋯⋯⋯⋯⋯⋯⋯⋯⋯⋯⋯⋯⋯10

クリアランス理論と寄与率 ⋯⋯⋯⋯⋯⋯⋯⋯⋯⋯⋯⋯⋯10

相互作用のマネジメント ⋯⋯⋯⋯⋯⋯⋯⋯⋯⋯⋯⋯⋯⋯13

2 CYP の阻害による相互作用と予測 ⋯⋯⋯⋯⋯⋯⋯⋯16

CYP の阻害による薬物相互作用 ⋯⋯⋯⋯⋯⋯⋯⋯⋯⋯16

In vivo データに基づいた相互作用の網羅的予測 ⋯⋯⋯18

予測時の注意 ⋯⋯⋯⋯⋯⋯⋯⋯⋯⋯⋯⋯⋯⋯⋯⋯⋯⋯21

3 CYP の誘導による相互作用と予測 ⋯⋯⋯⋯⋯⋯⋯⋯27

CYP の誘導による薬物相互作用 ⋯⋯⋯⋯⋯⋯⋯⋯⋯⋯27

In vivo 相互作用試験のデータに基づいた CYP の

誘導による薬物相互作用の網羅的予測 ⋯⋯⋯⋯⋯⋯⋯31

予測結果に基づいた情報提供 ⋯⋯⋯⋯⋯⋯⋯⋯⋯⋯⋯⋯38

4 CYP の活性変動による相互作用の注意喚起
システム（PISCS）··43

　はじめに···43

　日本，英国，米国の添付文書の記載区分の現状··········48

　PISCS の構築···61

　PISCS の今後···68

5 CR-IR 法や PISCS を運用するうえでの
ポイントと注意点··72

　はじめに···72

　CR-IR 法の精度は？···72

　PISCS の注意喚起区分の考え方（禁忌と考えるか
注意と考えるかなど）···74

　CR が大きい基質薬は阻害薬になるのか？··············76

　CR や IR の求め方は？··77

第 2 章　PISCS で実践する薬物相互作用
マネジメント

1 スタチン···82

　スタチンの相互作用の概要····································82

　スタチンの種類を変更する際の注意点····················83

　新しい情報の把握··86

2 睡眠導入薬 101

　睡眠導入薬の相互作用の概要 101

　睡眠導入薬の種類を変更する際の注意点 102

　治療のゴールを目指して 122

3 免疫抑制薬 125

　はじめに 125

　免疫抑制薬の相互作用の概要 126

　相互作用のマネジメントの際の注意点 127

　タクロリムスを服用中の患者におけるアゾール系

　抗真菌薬の併用 128

　シクロスポリンのトランスポーター阻害による

　相互作用 129

　薬剤師の役割 142

4 ワルファリン

　CYP2C9 活性変動を介した相互作用を中心に 144

　はじめに 144

　ワルファリンの相互作用 145

　ワルファリンの CYP2C9 活性変動による相互作用 146

　フルオロウラシル系抗がん薬 148

　ミコナゾールゲル 150

　アミオダロン 152

　高尿酸血症治療薬

　（ブコローム，ベンズブロマロン） 153

　メトロニダゾール 154

リファンピシンおよびその他の酵素誘導薬
(抗てんかん薬，アプレピタント，ボセンタン) ········· 154
その他の相互作用 ·· 156

5 DOAC ·· 159
はじめに ·· 159
ダビガトラン ··· 160
リバーロキサバン ··· 165
アピキサバン ··· 167
エドキサバン ··· 168
おわりに ·· 169

6 抗がん薬 ·· 171
抗がん薬における相互作用のマネジメント ·················· 171
注意すべき抗がん薬の相互作用 ································ 171

7 制吐薬 ·· 180
制吐薬における相互作用のマネジメント ····················· 180
注意すべき制吐薬の相互作用 ···································· 180

8 吸収過程における消化管内での相互作用 ·· 188
はじめに ·· 188
消化管内 pH の変化による相互作用 ··························· 189
吸着による相互作用 ·· 192
キレート形成による相互作用 ·· 193

補論　薬物相互作用ガイドラインと
　　　　添付文書の記載

はじめに………………………………………………………………200

各国の薬物相互作用ガイドラインと策定までの経緯

……………………………………………………………………………201

ガイドラインと医療現場での薬物相互作用管理の関係

……………………………………………………………………………202

代謝酵素の活性変動を伴う相互作用……………………………204

トランスポーターを介する相互作用……………………………206

相互作用ガイドラインと PISCS…………………………………210

添付文書における薬物相互作用の注意喚起…………………213

ガイドラインの今後と薬剤師の役割……………………………217

付録

①スタチン，睡眠導入薬，免疫抑制薬，ワルファ
　リンと CYP 阻害薬の相互作用データ集…………………220

②スタチン，睡眠導入薬，免疫抑制薬，ワルファ
　リンと CYP 誘導薬の相互作用データ集…………………228

索引…………………………………………………………………232

第1章

薬物相互作用を予測する PISCS

相互作用の基本を知る

CYP の阻害による
相互作用と予測

CYP の誘導による
相互作用と予測

CYP の活性変動による相互作用の
注意喚起システム（PISCS）

CR-IR 法や PISCS を運用するうえでの
ポイントと注意点

相互作用の基本を知る

はじめに

　薬物相互作用は，併用により薬の臨床効果の増強または減弱，副作用などを生じることを指し，時に重大な臨床的帰結に至ることがあります。特に近年，医療の高度化と多様化，高齢化社会の進展などに伴い，複数科受診による重複投与および多剤併用投与の可能性が高まり，薬物相互作用のリスクも増加しています。スイスにおいては，複数の薬剤を処方されている患者の60％に相互作用の可能性があるとの報告があります[1]。また，英国において医薬品有害事象は入院原因の6.5％であり，そのうちの約17％は相互作用が原因との報告があります[2]。そのため，医療現場では膨大な薬剤の組み合わせの処方内容から，臨床的に重大な相互作用を見逃さないことが重要となります。

薬物相互作用の種類

　薬物相互作用の発現機序には，薬物動態学（pharmacokinetics）的相互作用と薬力学（pharmacodynamics）的相互作用があります（図1）。薬物動態学的相互作用は，薬の吸収，分布，代謝，排泄がほかの薬物により影響を受け，血中濃度が変動することによって過剰な効果の発現（中毒）や効果の減

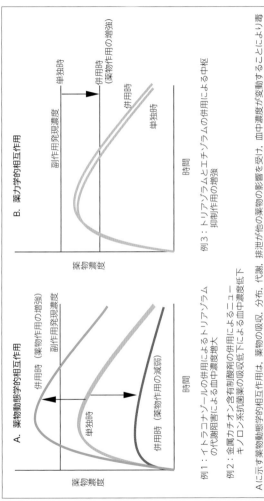

A. 薬物動態学的相互作用

例1：イトラコナゾールの併用によるトリアゾラムの代謝阻害による血中濃度増大

例2：金属カチオン含有制酸剤の併用によるニューキノロン系抗菌薬の吸収低下による血中濃度低下

B. 薬力学的相互作用

例3：トリアゾラムとエチナルラムの併用による中枢抑制作用の増強

Aに示す薬物動態学的相互作用は、薬物の吸収、分布、代謝、排泄が他の薬物の影響を受け、血中濃度が変動することにより毒性発現あるいは効果減弱が起こることができる。一方、Bに示した薬力学的相互作用は、薬物の本体動態には影響がないが（血中濃度に変化がない）、作用部位において何らかの相互作用が起こり、作用の増強あるいは副作用の増強あるいは減弱が起こるものである。

図1 薬物相互作用の発現機構

弱が起こる場合をいいます。代表的なものには，肝臓での薬物代謝酵素活性の阻害などがあります。

　薬力学的相互作用は，薬物の体内動態（血中濃度）には変化がないが，受容体などの作用部位での相互作用によって，効果の増強や減弱が起こる場合をいいます。ニューキノロン系抗菌薬と非ステロイド性解熱消炎鎮痛薬の併用によるけいれん誘発などがあげられます。また，飲食物などとの相互作用についても重要なものがあり，患者の食生活，嗜好品なども十分考慮する必要があります。薬物相互作用の約40％が代謝部位での薬物動態学的相互作用であることが報告されており，その相互作用のほとんどがシトクロムP450（cytochrome P450；CYP）を介した機序です（図2）[3]。医薬品の中には，このようなCYPに関連した相互作用が原因で市場撤退した薬剤も多数あります。医薬品添付文書では，相互作用の注意喚起は「併用禁忌（併用しないこと）」と「併用注意（併用に注意すること）」に分けて記載されています。併用注意に関しては，実際には医療上の必要性を考慮して併用することも少なくなく，相互作用のメカニズムや危険性（程度），適切な代替薬の有無なども把握したうえで，患者個別に対応を判断する必要があります。

代謝過程における相互作用

　薬物の代謝は2相に大別され，第Ⅰ相は水酸基が付加するなどの酸化反応，第Ⅱ相は水酸基やアミノ基などに水溶性の高い低分子が結合する抱合反応であり，第Ⅰ相反応の多く

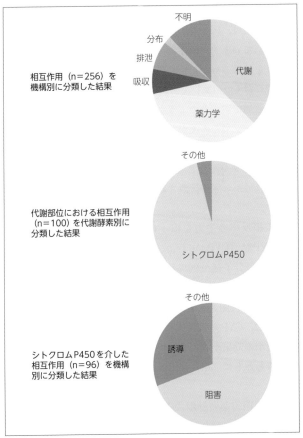

相互作用（n＝256）を機構別に分類した結果

不明
分布
排泄
吸収
代謝
薬力学

代謝部位における相互作用（n＝100）を代謝酵素別に分類した結果

その他
シトクロムP450

シトクロムP450を介した相互作用（n＝96）を機構別に分類した結果

その他
誘導
阻害

図2　薬物相互作用の実態の分類

〔千葉　寛：ファルマシア，31：992-996，1995より引用〕

は，CYPとよばれる酸化還元酵素群によって触媒されます。
第Ⅱ相反応にはグルクロン酸，硫酸，グルタチオンなどの

5

種々の抱合酵素が関係します。第 I 相代謝に引き続いて第 II 相代謝を受け，尿中や胆汁中に排泄される薬物が一般に数多く知られていますが，薬物によっては，第 I 相，第 II 相の片側だけを受けるもの，全く代謝を受けないものがあり，さらに実際には1つの薬物でも複数の代謝排泄経路をたどるのがむしろ普通です。このような複雑さがあっても，どの代謝排泄のステップでその薬が薬効を失うかが鍵となります。例えば，第 I 相に引き続いて第 II 相代謝が起こる場合で，未変化体のみに薬効があるときには第 I 相が鍵となります。また，代謝されてから尿中排泄されるものは一般には代謝が鍵となります。

　第 I 相反応の主力を担う CYP 分子種の薬物代謝への寄与は CYP3A（CYP3A4 および CYP3A5），CYP2D6，CYP2C，CYP1A2 の分子種で90％以上を占めています。特に CYP3A はヒト小腸および肝臓における最も主要な CYP であり，CYP により代謝される薬物のうち約50％の代謝に関係します。なお，CYP の量は人によって大きな個人差があり，これが薬剤の効果が人によって大きく異なる1つの原因となっているとともに，相互作用の強さも人により異なることがあります。

　CYP の阻害薬の併用により，一般に基質薬の代謝が抑制されて血中濃度が上昇し，副作用の発現のリスクが高まります。一方，CYP の誘導によって引き起こされる相互作用では，CYP の発現を誘導し酵素量を増加させる薬物の投与により基質薬の代謝が亢進される結果，薬物血中濃度が低下して一般に薬理効果が減弱します。ただし，タモキシフェンの

ように代謝物に薬効がある場合はこの限りではありません。
図3には，それぞれCYP3Aのアゾール系抗真菌薬による阻

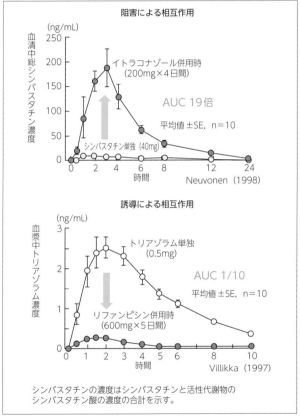

図3 CYP3A4を介する薬物相互作用の例

〔Neuvonen PJ, et al：Clin Pharmacol Ther, 63(3)：332–341, 1998, Villikka K, et al：
Clin Pharmacol Ther. 61(1)：8–14, 1997 より引用〕

害[4]とリファンピシンによる誘導[5]により血中濃度の曲線下面積（AUC）が顕著に変化した例を示しますが，CYPの活性変動に伴う薬物相互作用の場合には，このように10倍を超える極端な変化の事例が文献上に散見されます。

　なお，あるCYP分子種により大変よく代謝される基質でも，臨床用量ではそのCYP分子種を阻害しない場合が多く，寄与の程度と阻害の程度は別に考える必要があります。基質薬同士を一般の用量で併用しても，薬物相互作用は認められないことがほとんどなので特に注意が必要です。

　相互作用の中でも特に臨床上注意すべき代謝酵素として，CYP3Aの主な阻害薬と誘導薬を表1に示しました。

表1　主なCYP3Aの阻害薬と誘導薬

CYP3Aの阻害薬	CYP3Aの誘導薬
アゾール系抗真菌薬：イトラコナゾール，ボリコナゾール，［ケトコナゾール］，ポサコナゾール，ミコナゾール，フルコナゾール，ホスラブコナゾール	リファマイシン系抗酸菌治療薬：リファンピシン，リファブチン
抗HIV薬：リトナビル（RTV），インジナビル（IDV），コビシスタット，ネルフィナビル（NFV），サキナビル（SQV），アタザナビル（ATV），ホスアンプレナビル（FPV）	抗悪性腫瘍薬：ミトタン，エンザルタミド
抗HCV薬：［ボセプレビル］	抗てんかん薬：フェノバルビタール，フェニトイン，カルバマゼピン
マクロライド系抗菌薬：［トロレアンドマイシン］，クラリスロマイシン，エリスロマイシン	抗HIV薬：エトラビリン（ETR），エファビレンツ（EFV）
カルシウム拮抗薬：ジルチアゼム，ベラパミル	その他：セントジョーンズワート
抗うつ薬：［ネファゾドン］	精神刺激薬：モダフィニル
果汁飲料：グレープフルーツジュース	エンドセリン受容体拮抗薬：ボセンタン
抗悪性腫瘍薬：イマチニブ，クリゾチニブ	
制吐薬：アプレピタント，［カソピタント］	
ニューキノロン系抗菌薬：シプロフロキサシン	
免疫抑制薬：シクロスポリン	
自律神経調整薬：トフィソパム	
バソプレシンV_2受容体拮抗薬：［コニバプタン］	
抗不整脈：［ドロネダロン］	
アデノシンA_{2A}受容体拮抗薬：イストラデフィリン	

※2021年1月現在，[ ] の薬剤は日本では承認されていない（ただし外用薬を除く）。

薬物トランスポーターを介した相互作用

　薬物トランスポーターとは，各臓器細胞の生体膜上に発現する多数回膜貫通型蛋白質であり，生体膜を介した薬物などの能動的な取り込み・排出輸送を担う蛋白質群の総称です。薬物トランスポーターの役割としては，①小腸に発現し吸収を制御したり，肝臓や腎臓に発現し各臓器からの薬物の消失を制御することで，薬物の血中濃度を制御する役割と，②脳や胎児など，重要な器官を守るために物質の移行を制限する種々の関門組織（血液脳関門，血液胎盤関門など）に発現し，局所の薬物濃度を制御する役割に大別されます。前者の場合，薬物トランスポーターの機能が薬物相互作用によって変動すると血中濃度が変動することが多いですが，後者の場合，局所への分布が体内全体の薬物量としては小さい場合，血中濃度の変化としては現れないことがあり，注意が必要です。

　例えば，複数のスタチンは有機アニオントランスポーター（organic anion transporting polypeptide；OATP）によって肝臓に取り込まれることが知られており，シクロスポリンはその阻害薬としてスタチンの血中濃度を上昇させます[6]。したがって，CYPではほとんど代謝を受けないスタチンの場合でも，シクロスポリンとの併用がOATPを介した相互作用の点から添付文書で注意喚起されているものがあります。

吸収過程における相互作用

　吸収過程における重要な相互作用としては，前述の小腸壁のトランスポーターを介する相互作用のほか，消化管内pHの変化，吸着およびキレート形成による相互作用などがあります。例えば分子標的治療薬のゲフィチニブ，エルロチニブ，ニロチニブは，胃内pHを上昇させるプロトンポンプ阻害薬などとの併用で吸収が低下することが知られています。また，消化管内において難溶性のキレートを形成するために吸収が低下する薬物も少なくありません。例えばニューキノロン系抗菌薬は，アルミニウムやマグネシウムなどの金属カチオンを含む制酸薬と同時併用すると，キレートを形成し吸収が低下することが知られています。

クリアランス理論と寄与率

　クリアランス（CL）とは，消失速度を薬物濃度で除した比例定数です。この言葉の意味は最初はわかりにくいですが，薬物速度論を理解するための最も基本となりますので，完全に理解するようにしてください。消失速度は一定の時間に消失する薬物のマスであり，単位は（量/時間）となります。薬物濃度は（量/容積）なので，比例定数であるクリアランスの単位は（容積/時間）となり，これは流速になります。体内のある場所，例えば肝臓で一定の時間に消失する薬物の量をその場所の濃度で除すると，その場所のクリアランスが計算され，その値はその場所を通過する血流量に制限さ

れます。

　相互作用をよりよく理解するために，全身クリアランス（CLtot），臓器クリアランス（CLorg），固有クリアランス（CLint）の違いについて述べます。CLtotは全身，すなわち血中から消失する薬物の量を血中濃度で除して求めます。静脈内投与の場合には，CLtotはこの関係を利用して投与量をAUCで除して求めます。経口投与の場合は，循環血に入る前に吸収率，消化管での代謝，および肝臓の初回通過効果の3つの要因によって薬物が減少します。したがって，静脈内投与の場合と同様に投与量をAUCで除すると，CLtotをこの3つの割合で除した値が求まります。この値を経口クリアランス（CLoral）とよびます。CLoralはCLtotに比べて，この3つの要因のために大きな値となります。一般に相互作用では併用薬の影響でAUCが変化します。AUCとCLoralは逆数の関係にありますので，相互作用でAUCが上昇すると，CLoralはその分だけ低下します。例えば，吸収過程の相互作用では吸収率が変化しますので，CLtotは変わりませんが，CLoralが変化します。

　全身から消失する薬物量は，各臓器から消失する薬物量の和ですから，CLtotはすべてのCLorgの和となります。一般には肝臓と腎臓のクリアランスがCLtotのほとんどを占めます。肝臓のCLorg，すなわち肝クリアランス（CLh）は薬物が血流に従って肝臓を通過する場合のクリアランスですが，ここで仮に血流を止めてみます。そうすると新しい薬が肝臓に入ってこないので，肝臓中の薬物濃度はより早く減少します。このときのCLhは血流速度に依存せず，肝臓固有の値

なので，固有クリアランス（CLint）とよびます。

　なぜこんな仮定の話をするかというと，試験管での実験で測定されるのは，試験管に血流はないので一般に CLint であるからです。相互作用を予測するために試験管で実験した場合は，実験条件と *in vivo* の血中濃度の違いを考慮したうえで，さらに血流量を考えて CLh，CLtot あるいは CLoral の変化を予測する必要があります。初めての人には大変複雑にみえるかもしれませんが，この関係はよく確かめられており，専門の研究者にとっては頻用される関係です。

　もう少しだけ理論的な話を続けます。相互作用では，試験管の中での代謝速度の変化が実際の *in vivo* でどのように反映されるかという点に興味があります。そうすると先ほどの複雑な関係を遡る必要があり，かなり大変そうな印象を受けます。しかし，結論からいうと CLint と CLoral は多くの場合に単純に比例することが知られています。つまり，試験管の中で代謝速度が半分になると，経口投与後の AUC は 2 倍になるということです。血流量は関係しません。この関係を正しく知るには撹拌モデルの理論を知る必要があり，それについては専門の教科書を参照してください。

　CLint と CLoral が比例するとの関係は大変重要です。このことから，*in vitro* 実験で特定の代謝酵素が働く割合は，*in vivo* の割合，すなわち寄与率（CR）と等しいといえます。これは後ほど述べる CR・IR 法の基本ともなっています。この結論は単純なのですが，ここでわざわざ複雑な理論の話を持ち出したのは，単純にはいかないケースもいくつかあるということを説明したかったからです。例えば静脈内投与の場

合の相互作用は，CLintとCLtotの関係を知らなければなりませんが，これはCLoralの場合よりも複雑で血流量を考慮した計算が必要になります。一般に静脈内投与の場合の相互作用は，経口投与に比べて弱くなります。また尿中排泄がある場合，あるいは消化管代謝のある場合もCLintとCLoralの関係は複雑になり，単純な比例ではなくなります。CYP3Aの基質の場合は，肝臓に匹敵するほど小腸での代謝を受ける場合も少なくありません。さらに相互作用にトランスポーターが関与する場合は，CLintの値そのものをトランスポーターの活性を考慮して修正する必要があります。このような調整はいずれも複雑であり，一般には単純な比例関係などで仮定しますが，その適用には限界もあるということです。

相互作用のマネジメント

　相互作用試験の結果から，併用禁忌や具体的な減量基準などが明確なものはそれを参考にすべきですが，添付文書で併用注意であるが具体的な対処法が記載されていない場合や，添付文書に全く記載がない薬剤を併用する場合の評価やマネジメントが困難です。その場合，薬物代謝酵素の活性変化による相互作用については，<u>*in vivo*状況下で基質薬の消失に該当の代謝酵素がどの程度寄与しているかと，阻害薬あるいは誘導薬が該当の代謝酵素の活性をどの程度阻害あるいは増大するかを評価すること</u>が重要となります。私たちはCYPを介する相互作用に関して，*in vitro*データではなく典型的

な薬物相互作用の *in vivo* の臨床試験の報告から，CYP分子種の基質薬のクリアランスへの寄与率 "CR" と阻害薬の阻害率 "IR" あるいは誘導薬によるクリアランスの増加 "IC" を算出することにより，ほかの多くの併用による基質薬の血中濃度の変化の程度を予測する方法を報告しています[7,8]。これは，該当するCYP分子種の基質薬のCR，阻害薬のIR，誘導薬のICを求めることによって，臨床報告のない組み合わせでも，阻害および誘導による薬物相互作用による基質薬のAUCの変化を予測するものです（詳しくは本章の2と3を参照）。

　さらに，薬物相互作用の予測にあたっては，<u>血中濃度の変化の予測だけではなく，そのような血中濃度変化の臨床的な重要性を考える必要があります</u>[9]。血中濃度が多少変化しても，副作用を生ずることの少ない安全域の広い薬剤の場合は，たとえ相互作用による変化が多少予測されたとしても臨床的にはそれほど問題ではありません。一方で，安全域の狭い薬剤では，多少の変化であってもリスク要因として十分に注意する必要があります。このような要因も理解したうえで，相互作用を適切に評価し，マネジメントすることが必要となります。

引用文献

1) Egger SS et al：Potential drug-drug interactions in the medication of medical patients at hospital discharge. Eur J Clin Pharmacol, 58(11)：773-778, 2003
2) Pirmohamed M et al：Adverse drug reactions as cause of admission to hospital：prospective analysis of 18 820 patients.

BMJ, 329：15, 2004

3) 千葉　寛：チトクローム P450 を介した薬物間相互作用．ファルマシア，31：992-996, 1995

4) Neuvonen PJ et al：Simvastatin but not pravastatin is very susceptible to interaction with the CYP3A4 inhibitor itraconazole. Clin Pharmacol Ther, 63(3)：332-341, 1998

5) Villikka K, et al：Triazolam is ineffective in patients taking rifampin. Clin Pharmacol Ther, 61(1)：8-14, 1997

6) Shitara Y et al：Pharmacokinetic and pharmacodynamic alterations of 3-hydroxy-3-methylglutaryl coenzyme A (HMG-CoA) reductaseinhibitors：drug-drug interactions and interindividual differences in transporter and metabolic enzyme functions. Pharmacol Ther, 112：71-105, 2006

7) Ohno Y et al：General framework for the quantitative prediction of CYP3A4-mediated oral drug interactions based on the AUC increase by coadministration of standard drugs. Clin Pharmacokinet, 46(8)：681-696, 2007

8) Ohno Y et al：General framework for the prediction of oral drug interactions caused by CYP3A4 induction from *in vivo* information. Clin Pharmacokinet, 47(10)：669-680, 2008

9) Hisaka A et al：A proposal for a pharmacokinetic interaction significance classification system (PISCS) based on predicted drug exposure changes and its potential application to alert classifications in product labelling. Clin Pharmacokinet, 48 (10)：653-666, 2009

CYPの阻害による
相互作用と予測

CYPの阻害による薬物相互作用

　CYPの阻害薬を併用することで，一般に基質薬の代謝が抑制されて血中濃度が上昇し，副作用の発現のリスクが高まります。CYP分子種の薬物代謝に関与する割合を図1に示しますが，CYP3A，CYP2D6，CYP2C，CYP1A2の分子種で90％以上を占めています[1]。特にCYP3Aはヒト小腸および肝臓における最も主要なCYPであり，CYPにより代謝される薬物のうち約50％の代謝に関係します。そのため，

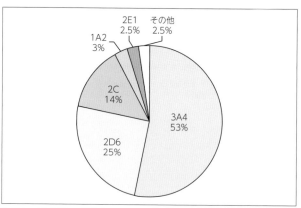

図1　CYP酵素の薬物代謝への寄与率

〔Rodrigues AD：Biochem Pharmacol, 57(5)：465-480, 1999 より引用〕

CYP3Aの阻害による相互作用は臨床上問題となることが多く，実際に重篤な相互作用のために過去に販売中止となった薬剤も少なくありません。

また，CYPの阻害は，不可逆阻害と可逆阻害に大別されます。CYPは細胞内の小胞体膜に局在しますが，不可逆阻害は多くの場合に代謝に伴って基質が酵素に強固に結合して起こり，一般にこのような阻害薬はmechanism-based inhibitor（MBI）とよばれます。CYP3Aの阻害薬のうち，リトナビル，マクロライド系抗菌薬，およびベラパミルなどはMBIです。グレープフルーツジュースの阻害は不可逆ですが少し特殊で，小腸のCYP3Aが阻害され，肝臓での阻害は比較的弱いです。例えば，カルシウム拮抗薬であるフェロジピンをグレープフルーツジュースと併用すると，経口投与時には血中濃度は上昇しますが，静脈内投与時では影響がありません[2]。一般に，MBIの阻害は強力であることが多く，また，阻害が最大効果に達するまで，あるいは消失するまでにそれぞれ数日を要します。

一方，可逆阻害は速度論的に競合阻害，非競合阻害とその混合型に分類されます。基質認識部位を共有する基質間では，一般に競合阻害を引き起こします。例えば，ともにCYP2D6の基質であるプロパフェノンとメトプロロールを併用すると，メトプロロールの血中濃度が約2倍に上昇します[3]。ただし，基質と酵素の親和性の強さに依存するので，基質同士が臨床用量で相互作用を起こすとは限りません。競合阻害は，基質とならない薬が起こすこともあります。例えば，キニジンはCYP3Aで代謝されCYP2D6ではほとんど代

17

謝されませんが，CYP2D6の基質結合部位に対する親和性が高く，その活性を強く阻害します。シメチジンやアゾール系抗真菌薬のように，イミダゾール環やトリアゾール環など含窒素複素環を有する薬物は，CYP中のヘム鉄に配位することで可逆阻害を起こすことが多いと知られています。

*In vivo*データに基づいた相互作用の網羅的予測

　従来からCYPの阻害による相互作用に関しては，*in vitro*実験により得られるデータを用いて*in vivo*薬物相互作用を定量的に予測する方法論に多大な取り組みが費やされてきています[4~9]。近年では，ヒト肝組織と発現ヒトCYP酵素が市販されており，*in vitro*環境下で代謝過程における薬物相互作用を評価することが比較的容易となりました。これらの*in vitro*データからの予測は，薬物の開発時に何らかの薬物相互作用を引き起こす可能性のある新薬を検出することに重点が置かれており，その点での成果は大きいといえます。また，相互作用が起こるメカニズムも，このような研究から大いに明らかとなりました。

　しかしながら，*in vitro*データから*in vivo*状況への外挿には，対象となる薬物個別の薬物動態全体の詳細な理解が必要となります。例えば，相互作用の部位，その部位での非結合型薬物濃度の時間推移，薬物動態に影響を与えるトランスポーターの影響，代謝物の相互作用への寄与などを考慮しなくてはいけません[10~13]。実際に医療現場で使用される膨大な数の医薬品との組み合わせについて，それぞれの要因を考

慮して相互作用を予測することは，今までの方法論では困難
です。つまり，用量調節，回避・代替手段の提供など，医療
現場における薬の適正使用，個別化医療を直接支援するため
には，*in vitro* からの予測では結果的に精度が足りないのです。

　そこで私たちは，薬物相互作用の発現機構は多様で複雑で
あっても，最終的にはCYPの活性変動により基質薬の消失
速度が変化していることから，*in vivo* において基質薬の消
失に該当のCYPがどの程度寄与しているかと，阻害薬が該
当のCYPの活性をどの程度阻害するかの2つの要因がわか
れば，その程度は予測できると考えました。

　すなわち，CYPを介する相互作用に関して，*in vitro* デー
タではなく典型的な薬物相互作用の *in vivo* の臨床試験の報
告から，CYP分子種の基質薬のクリアランスへの寄与率
"CR" と阻害薬の阻害率 "IR" を算出することにより，ほか
の多くの併用による基質薬の血中濃度の変化の程度を精度良
く網羅的に予測する方法を検討しました。

　ここでは，CYP3Aの阻害による相互作用を例に解説しま
す。基質薬の未変化体としての尿中排泄の寄与が大きくない
場合は，阻害薬の併用による経口投与時の基質薬のAUCの
変化率（$R_{inhibition}$）は式1で表すことができます[14]。

$$R_{inhibition}$$

$$= \frac{AUC_{+inhibitor}}{AUC_{control}}$$

$$= \frac{1}{1 - CR\ (CYP3A) \cdot IR\ (CYP3A)} \quad \cdots\cdots\cdots 式1$$

　ここで，CR（CYP3A）は *in vivo* における CYP3A の基質薬の経口クリアランスへの寄与率，IR（CYP3A）は阻害薬の CYP3A の阻害率を表します。

　例えば CR（CYP3A）が 95％の基質薬であれば，CYP3A が完全に阻害されると〔すわなち IR（CYP3A）が 100％の阻害薬と併用すると〕，基質薬の AUC は 20 倍にも上昇することになります。一方で CR（CYP3A）が 50％の基質薬であれば，CYP3A が完全に阻害されても 2 倍に上昇するにすぎません。

　なお，式の理論構築の詳細に関しては私たちの論文を参照してください[14]。

　今までに報告されてきた *in vitro* から相互作用を予測する方法では，特定の CYP により代謝される割合（fm）と代謝反応の阻害定数（K_i），および阻害薬の肝臓中の遊離濃度（I_u）から $R_{inhibition}$ を計算するのが一般的です。式 1 の CR は fm と多くの場合に同義です。ただし，fm が *in vitro* で評価されることも多く，分母が代謝クリアランスなどに限定されることが多いのに対し，CR は *in vivo* の経口クリアランス全体を分母とすることを明確にしています。また IR は，肝臓での競合的阻害を仮定する場合には，$1-I_u/K_i$ に相当します。詳細は省略しますが，式 1 が今までの方法と異なるのは，不可逆阻害や代謝物による阻害を考慮する場合も，全く式の形を変えずに対応できる点です。

　式 1 に基づけば，AUC の変化率と IR から基質薬の CR が，また AUC の変化率と CR から阻害薬の IR が算出できます。私たちは，イトラコナゾールやケトコナゾールなどの

CYP3Aの典型的な阻害薬との相互作用による各基質薬の AUCの変化率から，各基質薬のCR（CYP3A）を算出しました。同様にミダゾラムなどのCYP3Aの典型的な基質薬との相互作用試験の結果からIR（CYP3A）を算出しました。78文献から113の相互作用試験の報告を抽出し，そのうち53の相互作用試験から基質薬14剤のCR（CYP3A）と阻害薬18剤のIR（CYP3A）が算出されました（図2）。これらの基質薬と阻害薬すべての組み合わせにおける相互作用による基質薬のAUCの変化率の予測値を図3に示しました。

　これらのパラメータと式1を用いて，残りの60の相互作用試験（図3には▼で示しました）におけるAUC変化率の報告値と予測値との関係を検証したところ，57試験（95％）で報告値の50～200％の範囲で予測することに成功しました（図4）。この予測方法はCYP2D6やCYP2C9などのほかのCYP酵素を介した相互作用，複数のCYP分子種の阻害による相互作用でも適応可能であり，CYP3Aと同様の予測精度が得られました[15]。

予測時の注意

　本予測の注意点についても述べておきます。まず，どんな方法でも根拠となるデータの精度により予測精度は支配されます。本予測の方法の基礎となった *in vivo* のデータには，結果に試験間で2倍程度の違いのあることを考慮する必要があります。また，薬物動態には個人差が大きく，平均値として正しくても個別の薬物治療ではその差が問題となることが

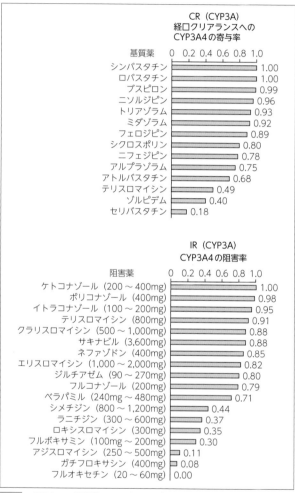

CR（CYP3A）
経口クリアランスへの
CYP3A4 の寄与率

基質薬	0　0.2　0.4　0.6　0.8　1.0
シンバスタチン	1.00
ロバスタチン	1.00
ブスピロン	0.99
ニソルジピン	0.96
トリアゾラム	0.93
ミダゾラム	0.92
フェロジピン	0.89
シクロスポリン	0.80
ニフェジピン	0.78
アルプラゾラム	0.75
アトルバスタチン	0.68
テリスロマイシン	0.49
ゾルピデム	0.40
セリバスタチン	0.18

IR（CYP3A）
CYP3A4 の阻害率

阻害薬	0　0.2　0.4　0.6　0.8　1.0
ケトコナゾール（200 〜 400mg）	1.00
ボリコナゾール（400mg）	0.98
イトラコナゾール（100 〜 200mg）	0.95
テリスロマイシン（800mg）	0.91
クラリスロマイシン（500 〜 1,000mg）	0.88
サキナビル（3,600mg）	0.88
ネファゾドン（400mg）	0.85
エリスロマイシン（1,000 〜 2,000mg）	0.82
ジルチアゼム（90 〜 270mg）	0.80
フルコナゾール（200mg）	0.79
ベラパミル（240mg 〜 480mg）	0.71
シメチジン（800 〜 1,200mg）	0.44
ラニチジン（300 〜 600mg）	0.37
ロキシスロマイシン（300mg）	0.35
フルボキサミン（100mg 〜 200mg）	0.30
アジスロマイシン（250 〜 500mg）	0.11
ガチフロキサシン（400mg）	0.08
フルオキセチン（20 〜 60mg）	0.00

図2　CYP3A の基質薬の CR（CYP3A）と阻害薬の IR（CYP3A）

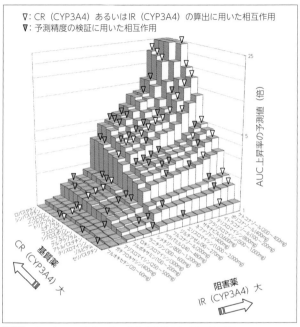

図3　CYP3A4 の阻害による薬物相互作用の網羅的予測

〔Ohno Y, et al：Clin Pharmacokinet, 46(8)：681-696, 2007 より引用〕

あります。特に，代謝酵素に遺伝子変異をもつ人の薬物相互作用はよく考える必要があります。例えば，CYP2C19 のpoor metabolizer では，CYP2C19 の阻害薬を併用してもこの酵素の活性自体が存在しないので，相互作用は認められないことになります。ただし，poor metabolizer では相互作用する前から血中濃度が高くなっていることに注意しなくてはなりません。また，CYP2C19 と CYP3A の両方で代謝される薬

23

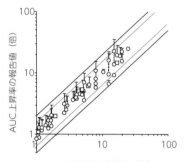

Estimation set：
CR（CYP3A4）とIR（CYP3A4）の算出のために
用いられた53試験

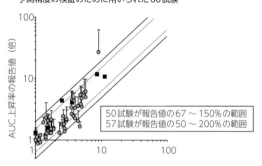

Validation set：
予測精度の検証のために用いられた60試験

50試験が報告値の67〜150%の範囲
57試験が報告値の50〜200%の範囲

丸印とひげ棒は平均値とSDを示す。破線の棒は値の範囲を示す。
SDあるいは範囲の情報がない場合の平均値は四角印で示した。
点線および実線はそれぞれ計算値の50〜200%と67〜150%の範囲を示す。

**図4　CYP3A4 の阻害の相互作用による AUC 変化率の計算値と報告値
の関係**

〔Ohno Y, et al：Clin Pharmacokinet, 46(8)：681–696, 2007 より引用〕

剤の場合には，普通の人，つまり extensive metabolizer では CYP3A の阻害薬による相互作用が弱いケースでも，CYP2C19 の poor metabolizer では両方の経路が障害されることとなるので，相互作用が非常に強く出現する可能性があります。図2に含めた基質薬にはなくても，CYP2C19，CYP2D6 など遺伝子変異の多い CYP の代謝寄与の大きい薬物では，CYP3A の阻害薬との相互作用の個人差にも注意が必要なケースがあるということです。

引用文献

1) Rodrigues AD：Integrated cytochrome P450 reaction phenotyping：attempting to bridge the gap between cDNA-expressed cytochromes P450 and native human liver microsomes. Biochem Pharmacol, 57(5)：465-480, 1999

2) Lundahl J et al：Effects of grapefruit juice ingestion：pharmacokinetics and haemodynamics of intravenously and orally administered felodipine in healthy men. Eur J Clin Pharmacol, 52(2)：139-145, 1997

3) Wagner F et al：Drug interaction between propafenone and metoprolol. Br J Clin Pharmacol, 24(2)：213-220, 1987

4) Kanamitsu S et al：Quantitative prediction of in vivo drug-drug interactions from in vitro data based on physiological pharmacokinetics：use of maximum unbound concentration of inhibitor at the inlet to the liver. Pharm Res, 17(3)：336-343, 2000

5) Kanamitsu S et al：Prediction of in vivo drug-drug interactions based on mechanism-based inhibition from in vitro data：inhibition of 5-fluorouracil metabolism by (E)-5-(2-Bromovinyl) uracil. Drug Metab Dispos, 28(4)：467-474, 2000

6) Yamano K et al：Prediction of midazolam-CYP3A inhibitors

interaction in the human liver from *in vivo/in vitro* absorption, distribution, and metabolism data. Drug Metab Dispos, 29(4 Pt1)：443-452, 2001

7）Ito K et al：Database analyses for the prediction of *in vivo* drug-drug interactions from *in vitro* data. Br J Clin Pharmacol, 57(4)：473-486, 2004

8）Galetin A et al：CYP3A4 substrate selection and substitution in the prediction of potential drug-drug interactions. J Pharmacol Exp Ther, 314(1)：180-190, 2005

9）Ito K et al：Impact of parallel pathways of drug elimination and multiple cytochrome P450 involvement on drug-drug interactions：CYP2D6 paradigm. Drug Metab Dispos, 33(6)：837-844, 2005

10）Wienkers LC et al：Predicting *in vivo* drug interactions from *in vitro* drug discovery data. Nat Rev Drug Discov, 4(10)：825-833, 2005

11）Galetin A et al：Prediction of time-dependent CYP3A4 drug-drug interactions：impact of enzyme degradation, parallel elimination pathways, and intestinal inhibition. Drug Metab Dispos, 34(1)：166-175, 2006

12）Thummel KE et al：Oral first-pass elimination of midazolam involves both gastrointestinal and hepatic CYP3A-mediated metabolism. Clin Pharmacol Ther, 59(5)：491-502, 1996

13）Isoherranen N et al：Role of itraconazole metabolites in CYP3A4 inhibition. Drug Metab Dispos, 32(10)：1121-1131, 2004

14）Ohno Y et al：General framework for the quantitative prediction of CYP3A4-mediated oral drug interactions based on the AUC increase by coadministration of standard drugs. Clin Pharmacokinet, 46(8)：681-696, 2007

15）Hisaka A et al：General prediction of drug-drug interactions from interaction with selective inhibitor or substrate. 第21回日本薬物動態学会年会，2006.11

CYPの誘導による相互作用と予測

3

CYPの誘導による薬物相互作用

CYPを介した相互作用には誘導によるものもあり，その評価も重要です。例えば，フェニトインとアトルバスタチンの併用について考えてみると，フェニトインはCYP3Aを誘導し，アトルバスタチンはCYP3Aで代謝されることが知られています。しかし，どちらの添付文書の相互作用の項にも，CYP3Aの誘導に基づくほかの薬剤との相互作用については記載されているものの，この組み合わせに関して具体的な注意喚起はありません（図1）。また，フェニトインがアトルバスタチンの血中濃度を，どの程度低下させるかを確かめた臨床報告もないのが現状です。

注意深い医師であれば，添付文書を確認したうえで，これらの併用で酵素誘導による相互作用の可能性があることを理解し，「フェニトインとアトルバスタチンの併用では，アトルバスタチンの作用は減弱しますか？」と薬剤師に確認することもあるでしょう。その際，薬剤師は「血中濃度低下の可能性はありますが，報告がないためわかりません」で回答を終わらせてしまってよいでしょうか。そのようなときこそ，薬剤師は予測される血中濃度低下の程度を評価して，情報提供することが重要です。

【フェニトイン（アレビアチン）の添付文書】

相互作用

本剤は，主として薬物代謝酵素 CYP2C9 および一部 CYP2C19 で代謝される。また，CYP3A，CYP2B6 および P 糖蛋白の誘導作用を有する。

併用注意（併用に注意すること）

薬剤名など

主に CYP3A の基質となるで代謝される薬剤

アゼルニジピン，イトラコナゾール，イマチニブ，インジナビル，オンダンセトロン，………（約 20 薬剤を記載）

臨床症状・措置方法

これらの薬剤の血中濃度が低下することがある。

機序・危険因子

本剤の肝薬物代謝酵素誘導による。

【アトルバスタチン（リピトール）の添付文書】

相互作用

本剤は，主として肝の薬物代謝酵素 CYP3A4 により代謝される。P-糖蛋白質（P-gp），乳癌耐性蛋白（BCRP），有機アニオントランスポーター（OATP）1B1/1B3 の基質である。

併用注意（併用に注意すること）

薬剤名など

エファビレンツ

臨床症状・措置方法

本剤の血漿中薬物濃度が低下した（C_{max}：-12%，AUC_{0-24h}：-43%）との報告がある。

機序・危険因子

エファビレンツによる CYP3A4 の誘導が考えられている。

薬剤名など

リファンピシン

臨床症状・措置方法

リファンピシン投与 17 時間後に本剤を投与したところ本剤の血漿中薬物濃度が低下した（C_{max}：-40%，AUC：-80%）との報告がある。

機序・危険因子

リファンピシンによる CYP3A4 の誘導が考えられている。

図1　フェニトインとアトルバスタチンの添付文書の相互作用の記載（一部抜粋）

1. CYP誘導による相互作用の報告は少ない

　一般に阻害の報告に比べると，CYP3Aの誘導を介した相互作用による薬物クリアランスあるいは治療効果や副作用の変化の報告はあまりありません[1~2]。しかし，CYP3AはCYPにより代謝される薬物のうち約50%が関係しており，阻害の場合と同様に，誘導による相互作用が多くの薬物で生じていると考えられます。実際にCYPを介した薬物相互作用の報告のうち，約15%がCYPの誘導に基づく相互作用であるとの報告もあります[3]。誘導による相互作用の報告が少ないのは，おそらく，阻害による相互作用に比べて，新薬の開発時に実施される誘導による相互作用を検証する臨床試験の数が少ないためと考えられます。

2. *In vitro* 情報をもとに予測することは難しい

　In vitro 実験から *in vivo* のCYP3Aの誘導を定量的に予測することは不可能とはいえませんが，阻害の場合と比べて技術的にさらに難しいです。CYP3Aの誘導には，核内受容体 pregnane X receptor（PXR）/retinoid X receptor（RXR）を介した情報伝達によるCYP3Aの転写の増加が強く関与していますが，ほかの核内受容体の寄与も決して少なくありません[4~6]。また，酵素量の制御は合成と分解の速度のバランスに依存しており，これを *in vitro* 実験で定量的に再現するのは簡単ではありません。このような困難さのために，*in vitro* 実験から *in vivo* におけるCYP3Aの誘導による相互作用の定量的な予測に成功している報告は限られています[7~10]。

3. 定量的な情報は添付文書からは得にくい

　CYP3Aを誘導する典型的な薬物としては，リファンピシン，いくつかの抗てんかん薬，エファビレンツなどがあげられます。リファンピシンは頻用される薬剤のなかでは最も強力なCYP3Aの誘導薬としてよく知られており，例えばトリアゾラムの血中濃度を約1/10まで減少させると報告されています[11]。CYP3Aの基質認識性の広さを考慮すると，これらのCYP3Aの誘導薬は非常に多くの薬物のクリアランスに有意な影響を与えると考えられます。実際にリファンピシンの添付文書には，多くの薬剤との相互作用に関しての注意が記載されています。しかし，その記載には定量的情報がほとんどありません[12]。したがって，添付文書の情報のみで，代替薬への変更あるいは投与量の調節を行うことは困難です。フェニトインやカルバマゼピンのような抗てんかん薬も同様にCYP3Aの誘導薬であり，これらの薬物は数十年前から日常的に薬物血中濃度モニタリングが行われている薬剤です。しかし，ほかの薬物のクリアランスに与える影響についての報告は限られており，酵素誘導の相互作用の臨床試験の報告はリファンピシンと比べるとわずかです。HIV感染症の治療薬として使われている逆転写酵素阻害薬であるエファビレンツもCYP3Aの誘導薬ですが[13]，ほかの薬剤との相互作用の情報が限られています。このような現状の問題点を考慮すると，薬物療法において，治療効果が期待できない処方設計を避けて，適切な代替薬の選択あるいは投与設計を行うために，CYP3Aの誘導による相互作用の程度を精度高く定量的に予測する方法論を構築することは，非常に重要な課題

です。

In vivo 相互作用試験のデータに基づいた CYP の誘導による薬物相互作用の網羅的予測

1.　相互作用の予測式

　私たちは，前項で紹介した CYP3A の阻害による相互作用の網羅的予測の手法を改良して，CYP3A の誘導の相互作用の網羅的予測に拡張することを試みました。阻害の相互作用の予測では，in vivo 相互作用試験の結果から算出される 2 つのパラメータとして，基質薬の経口クリアランスへの寄与率"CR"（CYP3A）と，阻害薬の時間平均の見かけの阻害率"IR"（CYP3A）を定義して予測に用いています。誘導の相互作用の予測では新たに，in vivo 相互作用試験の結果から算出される，誘導薬による CYP3A の誘導によるクリアランスの増加を表すパラメータ"IC"（CYP3A）を定義しました。これによって，CYP3A の誘導に基づく，経口投与時の相互作用により変化する基質薬の AUC 残存比（$R_{induction}$）は式 1 で表すことができます[14]。

$$R_{induction}$$

$$= \frac{AUC_{+inducer}}{AUC_{control}}$$

$$= \frac{1}{1 + CR\ (CYP3A) \cdot IC\ (CYP3A)} \quad \cdots\cdots\cdots 式 1$$

　この式の理論構築の詳細に関しては，私たちの論文を参照してください[14]。ここで IC が 0 であれば誘導はないことを，

1.0であれば注目するCYPの活性が誘導により2倍に上昇することを意味します。

　例えば，CR（CYP3A）が80％の基質薬をIC（CYP3A）が5.0の誘導薬と併用すると，基質薬のAUCは単独投与時の20％に低下することになります。CR（CYP3A）が20％の基質薬を同じ誘導薬と併用する場合は，基質薬のAUC残存比は単独投与時の50％と予測されます。

2. 計算値と報告値との比較

　私たちは，前項で紹介した阻害薬での相互作用の予測方法と同様に，これらのパラメータを，基本的に *in vitro* 実験からではなく，*in vivo* の臨床試験の結果から求めました。具体的には，ミダゾラムなどのCYP3Aの典型的な基質薬との相互作用試験の結果から，式1によって誘導薬のIC（CYP3A）を算出しました。37文献から42の相互作用試験の報告を抽出し，そのうち10の相互作用試験から誘導薬7剤のIC（CYP3A）が算出されました（図2）。なお，CR（CYP3A）は阻害による相互作用の予測で用いた値をそのまま使いました。具体的なCRの値は46頁にまとめて掲載しています。これらのパラメータと式1を用いて，パラメータを求めるために使わなかった残りの32の相互作用試験について，AUC残存比の報告値と予測値との関係を検証したところ，すべての試験（100％）で報告値の20％の誤差の範囲で予測することに成功しました（図3）。これらの基質薬と誘導薬すべての組み合わせにおける，相互作用による基質薬のAUC残存比の予測値を図4に示しました。すなわち，CR（CYP3A）の

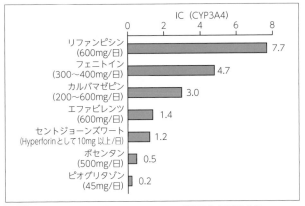

図2 CYP3A4の誘導薬のクリアランスの増加IC（CYP3A4）

〔Ohno Y, et al：Clin Pharmacokinet, 47(10)：669-680, 2008より引用〕

高い基質とIC（CYP3A）の高い誘導薬との組み合わせほど，相互作用による基質薬のAUCの減少が大きいことを示しています。

3. リファンピシン，フェニトイン，カルバマゼピンの誘導効果は強い

　本解析において，リファンピシンは最も強力なCYP3Aの誘導薬であり，基質薬のAUCを1/10以下にすることもあります。図2に示したとおり，リファンピシンのIC（CYP3A）は7.7と算出され，次いで，フェニトインおよびカルバマゼピンがそれぞれ4.7と3.0でした。リファンピシンは，CR（CYP3A）が0.13とCYP3Aへの選択性が極めて低い基質と併用した場合でも，そのAUCを半分程度に減少させると予

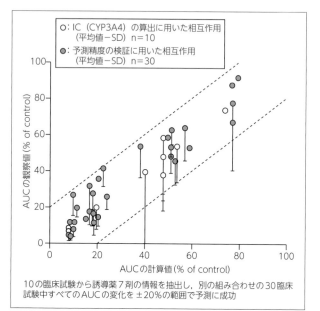

図3 CYP3A4の誘導の相互作用によるAUCの計算値と報告値の関係

〔Ohno Y, et al：Clin Pharmacokinet, 47(10)：669-680, 2008より引用〕

測されます（図5a）。フェニトインとカルバマゼピンの場合
は、CR（CYP3A）がそれぞれ0.21および0.33程度の基質と
併用した場合に、そのAUCを半分程度に減少させると予測
されます（図5b、図5c）。一方で、この研究で検討したほ
かのCYP3Aの誘導薬のIC（CYP3A）は、約1かそれ以下で
あり、ほとんどがCYP3Aの寄与で代謝されるような基質で
あっても、そのAUCを半分程度に減少させるにとどまると
予測されます（図5d〜図5g）。

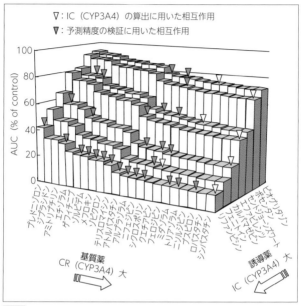

図4 代謝酵素の寄与率（CR）と見かけの増加量（IC）によるCYP3A4の誘導による薬物間相互作用の網羅的予測

〔Ohno Y, et al：Clin Pharmacokinet, 47(10)：669-680, 2008 より引用〕

4. リファブチンの誘導効果の程度

　前述のとおり，リファンピシンは非常に強力なCYP3Aの誘導薬であることから，その代替薬としてリファブチンが考慮されることがあります。近年，リファブチンとミダゾラムの相互作用試験の結果が報告されて[15]，リファブチン（300mg/日）の経口投与はミダゾラム経口投与時のAUCを31％に低下させることから，リファブチンのIC（CYP3A）

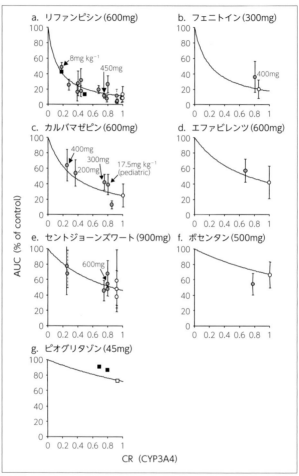

a. リファンピシン (600mg)
b. フェニトイン (300mg)
c. カルバマゼピン (600mg)
d. エファビレンツ (600mg)
e. セントジョーンズワート (900mg)
f. ボセンタン (500mg)
g. ピオグリタゾン (45mg)

AUC (% of control)

CR (CYP3A4)

図5 各CYP3A4の誘導薬による相互作用の基質薬のCR（CYP3A4）との関係

〔Ohno Y, et al：Clin Pharmacokinet, 47(10)：669–680, 2008 より引用〕

は2.42と計算されます。リファンピシンほど強力な誘導薬ではないものの, CYP3Aの寄与が高い薬剤との併用には十分に注意が必要です。

5. 誘導作用のある抗悪性腫瘍薬

あまりメジャーな薬剤ではないですが, 副腎がんやクッシング症候群に適応のあるミトタンも, 2011年に非常に強力なCYP3A誘導薬であることが報告されました。ミトタンを使用している患者は, 未使用の患者に比べてミダゾラムのAUCを5.5%に低下させていたというものです。この報告からミトタンのIC(CYP3A)は18.7と計算されます。クロスオーバー試験ではない少数例の報告ではありますが, 非常に強力なCYP3A誘導薬の可能性が高いです。

また, 抗アンドロゲン薬で前立腺がんに使用されるエンザルタミドやアパルタミドも強力なCYP誘導薬です。エンザルタミドはミダゾラム(経口)のAUCを14%に, オメプラゾールのAUCを30%に, S−ワルファリンのAUCを44%に低下させることが報告されており[16], IC(CYP3A)は6.7, IC(CYP2C19)は2.7, IC(CYP2C9)は1.3と計算されます。アパルタミドはミダゾラム(経口)のAUCを8%に, オメプラゾールのAUCを15%に, S−ワルファリンのAUCを56%に低下させることが添付文書に記載されており, IC(CYP3A)は12.5, IC(CYP2C19)は6.5, IC(CYP2C9)は0.83と計算されます。

6. アプレピタントのCYP2C9誘導作用

　健康成人（海外）においてアプレピタントを1日目に125mg，2，3日目に80mg経口投与した時，8日目にS-ワルファリンの血漿中濃度のトラフ値は34%，PT-INRは14%低下したことが報告されています[2]。この報告からアプレピタントのIC（CYP2C9）は0.54と計算されます。アプレピタントを実臨床でがん患者に投与した際の影響については，第2章「制吐薬」（p.180）も参照ください。

予測結果に基づいた情報提供

1. フェニトインとアトルバスタチンの併用の例

　本項の最初で紹介したフェニトインとアトルバスタチンの相互作用に関して，本予測方法に基づけば，フェニトインとの併用によりアトルバスタチンの血中濃度は約30%にも低下すると予測されます。したがって，アトルバスタチンの効果減弱の可能性があり，併用には注意が必要と考えられます。

　実際，フェニトインを服用していた患者に高用量のアトルバスタチンを投与しても効果不十分でしたが，フェニトインの投与を中止したところ脂質異常症の改善がみられたという症例報告があり（図6）[17]，これは本予測の結果を支持するものです。このように添付文書で明確に記載されておらず，相互作用試験で血中濃度の低下が確認されていなくても，本方法を適切に利用することで血中濃度低下の程度が予測可能であり，関連する症例報告などを参考にして有用な情報提供が可能です。

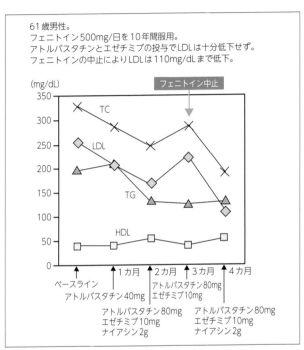

61歳男性。
フェニトイン500mg/日を10年間服用。
アトルバスタチンとエゼチミブの投与でLDLは十分低下せず。
フェニトインの中止によりLDLは110mg/dLまで低下。

図6 フェニトインによるアトルバスタチンの効果減弱の報告

〔Khandwala HM：South Med J, 99(12)：1385-1387, 2006 より〕

2. 酵素誘導のタイムラグも考慮すべき

　誘導による相互作用は，一般には誘導薬の併用開始時は対象となる基質薬の血中濃度低下による治療効果の減弱が起こりますが，最初から誘導薬を併用して基質薬の用量をコントロールした場合には，誘導薬の中止により基質薬の血中濃度上昇に伴う副作用発現が生じうるので，十分な注意が必要で

す。また，酵素誘導は時間のかかるプロセスであり，通常，その影響が最大になる，あるいは誘導薬を中止後に相互作用影響がほとんどなくなるには，1〜2週間程度かかります。したがって，誘導薬の併用を開始あるいは中止した際には，誘導薬自身の血中濃度の変化も含め，注意深く観察する必要があります。すなわち，誘導薬を併用あるいは中止して翌日に問題なかったから大丈夫，というわけではありません。また，CYP3A の転写を誘導する代表的な核内受容体である PXR/RXR は，CYP3A だけでなく CYP2C や CYP2B，さらにはグルクロン酸抱合酵素や P 糖蛋白質（P-gp；遺伝子名でMDR1 ともよばれます）を含むトランスポーターをも誘導します。したがって，例えば CYP3A の寄与が少ない基質薬でも，これらのほかの酵素の誘導により，血中濃度が低下する可能性があることにも留意する必要があります。

3. 誘導と同時に阻害するケースにも留意

　さらに，誘導薬が CYP の阻害作用をもつ場合があり，その場合には併用初期の短期間では相手基質薬の血中濃度を逆に増大させます。例えば，エファビレンツは CYP3A の誘導薬であると同時に競合阻害も起こす可能性があり，トリアゾラムなどは阻害による相互作用を理由として併用禁忌とされています。このような点も考慮したうえで，予測される血中濃度の低下を注意深く評価して情報提供することが必要となります。

引用文献

1) Smith DA：Induction and drug development. Eur J Pharm Sci, 11(3)：185-189, 2000

2) Lin JH：CYP induction-mediated drug interactions：*in vitro* assessment and clinical implications. Pharm Res, 23(6)：1089-1116, 2006

3) 千葉　寛：チトクロームP450を介した薬物相互作用．ファルマシア，31(9)：992-996, 1995

4) Lehmann JM et al：The human orphan nuclear receptor PXR is activated by compounds that regulate CYP3A4 gene expression and cause drug interactions. J Clin Invest, 102(5)：1016-1023, 1998

5) Goodwin B et al：The orphan human pregnane X receptor mediates the transcriptional activation of CYP3A4 by rifampicin through a distal enhancer module. Mol Pharmacol, 56(6)：1329-1339, 1999

6) Michalets EL：Update：clinically significant cytochrome P-450 drug interactions. Pharmacotherapy, 18(1)：84-112, 1998

7) Fahmi OA et al：Prediction of drug-drug interactions from *in vitro* induction data：Application of the relative induction score approach using cryopreserved human hepatocytes. Drug Metab Dispos, 36(9)：1971-1974, 2008

8) Ripp SL et al：Use of immortalized human hepatocytes to predict the magnitude of clinical drug-drug interactions caused by CYP3A4 induction. Drug Metab Dispos, 34(10)：1742-1748, 2006

9) Kato M et al：The quantitative prediction of *in vivo* enzyme-induction caused by drug exposure from *in vitro* information on human hepatocytes. Drug Metab Pharmacokinet, 20(4)：236-243, 2005

10) Shou M et al：Modeling, prediction, and *in vitro in vivo* correlation of CYP3A4 induction. Drug Metab Dispos, 36

　　　(11)：2355-2370, 2008

11) Villikka K et al：Triazolam is ineffective inpatients taking rifampin. Clin Pharmacol Ther, 61(1)：8-14, 1997

12) SANOFI AVENTIS US. RIFAMPIN (RIFADIN) (http:// www.accessdata.fda.gov/drugsatfda_docs/label/2013/050420s0 75,050627s014lbl.pdf)

13) BRISTOL MYERS SQUIBB, SUSTIVA (efavirenz) tablets, product label (https://www.accessdata.fda.gov/drugsatfda_ docs/label/2016/020972s049-021360s038lbl.pdf)

14) Ohno Y et al：General framework for the prediction of oral drug interactions caused by CYP3A4 induction from *in vivo* information. Clin Pharmacokinet, 47(10)：669-680, 2008

15) Lutz JD et al：Cytochrome P450 3A Induction Predicts P-glycoprotein Induction; Part 2: Prediction of Decreased Substrate Exposure After Rifabutin or Carbamazepine. Clin Pharmacol Ther, 104(6)：1191-1198, 2018

16) Gibbons JA et al：Pharmacokinetic Drug Interaction Studies with Enzalutamide. Clinical Pharmacokinetics, 54(10)：1057- 1069, 2015

17) Khandwala HM：Lipid lowering inefficacy of high-dose statin therapy due to concurrent use of phenytoin. South Med J, 99 (12)：1385-1387, 2006

CYPの活性変動による相互作用の注意喚起システム（PISCS）

はじめに

　薬物相互作用は時に重大な臨床的帰結を生じますが，添付文書などの情報は，その程度の記載が不明確で，また可能性のあるすべての組み合わせが網羅されていないために，適正使用の実現のためには不十分なことがあります。そのような例として，表1にCYP3Aの阻害作用を有するアゾール系抗真菌薬であるイトラコナゾールとボリコナゾールの相互作用に関する添付文書の記載と基質薬のAUC上昇率の関係について示しました。イトラコナゾールはトリアゾラムのAUCを27倍に [1]，シンバスタチンのAUCを約19倍にも上昇させることから併用禁忌とされており，これらの記載は妥当であると考えられます。

　一方で，ボリコナゾールは典型的なCYP3Aの基質薬であるミダゾラムのAUCを10.3倍に上昇させることが報告されていることから [2]，臨床上イトラコナゾールと同等以上の強力なCYP3A阻害作用を有すると考えられます。しかし，シンバスタチンに関しては，ボリコナゾールの添付文書に記載はあるものの併用注意であり，イトラコナゾールがシンバスタチンと併用禁忌であるのと比べて注意喚起の程度は低く設定されています。また，ブロチゾラム，アゼルニジピン，フェロジピンはCYP3Aの典型的な基質薬であるにもかかわ

表1 イトラコナゾールとボリコナゾールの主な CYP3A の基質薬との相互作用の添付文書の記載と AUC 上昇率

CYP3Aの基質薬	イトラコナゾール			
	添付文書	AUC 上昇率	文献	
トリアゾラム	禁忌	27.1倍	1)	
ミダゾラム	注意	5.8〜10.7倍	9)〜12)	
ブロチゾラム	注意	5.1倍	13)	
ゾルピデム	記載なし	1.3倍	14), 15)	
シンバスタチン	禁忌	18.6倍*	17)	
アトルバスタチン	注意	2.5〜3.2倍	18), 19)	
アゼルニジピン	禁忌	2.8倍	20)	
フェロジピン	注意	6.3倍	21)	

* シンバスタチンと活性代謝物のシンバスタチン酸の合計として
n. d.：データなし

らず，ボリコナゾールとの相互作用試験の報告がなく，したがって，ボリコナゾールの添付文書にもこれらの薬剤との相互作用に関する記載はありません。このように，添付文書は薬物治療の基本となり，法的にも重要な医薬品情報であるにもかかわらず，薬物相互作用は複雑であることから多くの矛盾が生じていると考えられます。

　このような問題を解決するための1つの方法として，私たちは，薬物動態学的相互作用の中で，CYP の活性変動による基質薬の血中濃度の変化について網羅的に精度よく予測する方法を開発し[3〜4)]，それについては前項および前々項で解説しました。表2〜4に，それらで紹介した予測のためのパラメータである CYP3A の基質薬のクリアランスへの寄与率 "CR"（CYP3A），阻害薬の阻害率 "IR"（CYP3A），誘導薬によるクリアランスの増加 "IC"（CYP3A）をまとめました。

ボリコナゾール		
添付文書	AUC上昇率	文献
禁忌	n. d.	
注意	10.3倍	2)
記載なし	n. d.	
注意	1.5倍	16)
注意	n. d.	
注意	n. d.	
記載なし	n. d.	
記載なし	n. d.	

前項までに解説したように，これらの薬剤のどのような組み合わせであっても，阻害および誘導による薬物相互作用による基質薬のAUCの変化はそれぞれ次の式で予測できます。

$$= \frac{AUC_{+inhibitor}}{AUC_{control}} = \frac{1}{1 - CR \cdot IR} \quad \cdots\cdots\cdots 式1$$

$$= \frac{AUC_{+inducer}}{AUC_{control}} = \frac{1}{1 + CR \cdot IC} \quad \cdots\cdots\cdots 式2$$

なお，CYP3A以外のCYP分子種でも，このCR-IR法は良好に予測可能であることが報告されていますので，そのCRとIRの報告値を表5〜7（p.50〜54）に示します。

ここでは，以上のように血中濃度の変化の予測ができた場

表2 基質薬の経口クリアランスに対するCYP3A4の寄与率CR（CYP3A4）

基質薬	CR (CYP3A4)	分類*	基質薬	CR (CYP3A4)	分類*
シンバスタチン	1	VS	シロドシン	0.68	M
ロバスタチン	1	VS	ドンペリドン	0.67	M
ブスピロン	0.99	VS	タクロリムス	0.66	M
ニソルジピン	0.96	VS	ソリフェナシン	0.58	M
ブロナンセリン	0.94	VS	シロスタゾール	0.56	M
トリアゾラム	0.93	VS	テリスロマイシン	0.49	W
ミダゾラム	0.92	VS	アリピプラゾール	0.45	W
バルデナフィル	0.9	VS	メフロキン	0.44	W
フェロジピン	0.89	S	ゾピクロン	0.44	W
ブロチゾラム	0.85	S	ゾルピデム	0.4	W
クエチアピン	0.85	S	ゲフィチニブ	0.39	W
シクロスポリン	0.8	S	エチゾラム	0.36	W
ニフェジピン	0.78	SS	プラバスタチン	0.35	W
デキサメタゾン	0.77	SS	イマチニブ	0.28	VW
メチルプレドニゾロン	0.76	SS	アミトリプチリン	0.25	VW
アルプラゾラム	0.75	SS	ジプラシドン	0.25	VW
シルデナフィル	0.75	SS	プレドニゾロン	0.18	VW
アトルバスタチン	0.68	M	ロスバスタチン	0.02	—

*基質薬をCR（CYP3A4）の値に応じて，極めて高度（VS），高度（S），やや高度（SS），中等度（M），軽度（W），極めて軽度（VW）の6段階の選択性に分類した。

〔Ohno Y et al：Clin Pharmacokinet, 46(8)：681-696, 2007. Ohno Y et al：Clin Pharmacokinet, 47(10)：669-680, 2008 より〕

合について，そのような変化の臨床的な重要性をどのように判断するか，という問題について考えてみます。血中濃度が多少変化しても副作用を生ずることの少ない安全域の広い薬剤の場合は，たとえ相互作用による変化が多少予測されたとしても，臨床的にはそれほど問題ではありません。一方で，安全域の狭い薬剤では，多少の変化であってもリスク要因と

表3　阻害薬の臨床用量における CYP3A4 の阻害率 IR（CYP3A4）

阻害薬	1日用量	IR (CYP3A4)	分類*
ケトコナゾール	200〜400mg	1	VS
ボリコナゾール	400mg	0.98	VS
イトラコナゾール	100〜200mg	0.95	VS
テリスロマイシン	800mg	0.91	VS
クラリスロマイシン	500〜1,000mg	0.88	S
サキナビル	3,600mg	0.88	S
ネファゾドン	400mg	0.85	S
エリスロマイシン	1,000〜2,000mg	0.82	S
ジルチアゼム	90〜270mg	0.8	S
フルコナゾール	200mg	0.79	SS
ベラパミル	240〜480mg	0.71	SS
シメチジン	800〜1,200mg	0.44	W
ラニチジン	300〜600mg	0.37	W
ロキシスロマイシン	300mg	0.35	W
フルボキサミン	100〜200mg	0.3	W
アジスロマイシン	250〜500mg	0.11	VW
ガチフロキサシン	400mg	0.08	—
フルオキセチン	20〜60mg	0	—

＊阻害薬を IR（CYP3A4）の値に応じて表2と同様に分類

〔Ohno Y, et al：Clin Pharmacokinet, 46(8)：681-696, 2007 より引用〕

して十分に注意する必要があります。このように，薬剤ごとの性質の把握が必要ではありますが，一方で薬剤ごとにすべて別個の考慮が必要となると，現実問題として処理能力の限界を超えてしまい，結果として注意喚起に漏れを生じることになりかねません。そこで，私たちは薬剤を層別化することで，網羅的に臨床的重要性を考慮して相互作用を注意喚起する方法（PISCS；Pharmacokinetic Interaction Significance

表4 誘導薬の臨床用量における見かけの CYP3A4 のクリアランスの増加 IC（CYP3A4）

誘導薬	1日用量	IC (CYP3A4)
リファンピシン	450～600mg	7.7
フェニトイン	300～400mg	4.7
カルバマゼピン	200～600mg	3
エファビレンツ	600mg	1.4
セントジョーンズワート	600～900mg	1.2
ボセンタン	500mg	0.49
ピオグリタゾン	45mg	0.38

〔Ohno Y et al：Clin Pharmacokinet, 47(10)：669-680, 2008 より引用〕

Classification System）を提案しましたので，関連する事項も含めて解説します[5]。

日本，英国，米国の添付文書の記載区分の現状

1. 注意喚起区分の設定に明確な基準がない

　添付文書はいずれの国でも規制当局による指導のもと，製薬企業から提供されています。添付文書における相互作用の注意喚起は，一般に3段階，すなわち併用禁忌，併用注意，未記載といった区分で評価されます。なお，米国では注意と警告が区別されるために4段階となります。しかし，いずれの国においても，相互作用をこれらのどの区分にするかという明確な基準は存在しません。添付文書における相互作用の記載に共通する問題点は，その程度について定量的な記載に乏しい点です。その点で，米国食品医薬品局（FDA）は2006年に相互作用の評価と添付文書への記載に関するガイ

ドラインのドラフトを公表していますが[6〜7]，ここで新たな
試みとして，阻害薬の阻害の強さを併用する典型的な基質薬
のAUCの上昇の程度に基づいて分類することを提案してい
ます。本項で示す分類は，概念としてFDAの分類と類似点
がありますが，より精密で定量的議論を可能とするものです。

2. 高いAUC上昇率が予測される相互作用でも注意喚起されていない例がある

　図1（p.56）に220通りのCYP3Aの阻害を介する相互作用
によるAUC上昇率の予測値と，日本，英国，米国の添付文
書の注意喚起区分を示しました。いずれの国においても全体
としては，高いAUC上昇率が予測される相互作用に関して
は，注意喚起の区分も厳しい傾向が認められました。しかし
一方で，いずれの国においても，AUC上昇率の程度と注意
喚起の程度が一致していない矛盾した例も複数観察されまし
た。さらに，基質薬の側に記載された注意喚起が阻害薬の側
にないなどの矛盾も，各国ともに認められました。

　調査した220の相互作用の基質薬と阻害薬の組み合わせの
うち，AUCの上昇が5倍以上と予測されたにもかかわらず，
1つ以上の国においてまったく注意喚起されていない組み合
わせは10通りありました。これらは，ブスピロン，ニソル
ジピン，フェロジピンのような基質薬と，ケトコナゾール，
ボリコナゾール，テリスロマイシン，クラリスロマイシン，
ネファゾドンのような阻害薬で認められました（表8, p.58）。
これらのうち，実際に相互作用試験でAUC上昇率の報告が
ある相互作用は1通りだけでした。

表5　臨床試験における血中濃度変化から推定された CYP2D6 の CR および IR 値

基質薬	CR [90% CI]	
デキストロメトルファン	0.99 [0.98 to 0.99]	
Debrisoquine	0.98 [0.96 to 1.00]	
R-ベンラファキシン	0.92 [0.91 to 0.94]	
コデイン*1	0.91 [0.88 to 0.92]	
アトモキセチン	0.87 [0.82 to 0.90]	
デシプラミン	0.87 [0.84 to 0.89]	
ペルフェナジン	0.86 [0.81 to 0.90]	
リスペリドン	0.85 [0.78 to 0.91]	
R,S-メトプロロール	0.83 [0.76 to 0.88]	
R-メトプロロール	0.81 [0.75 to 0.85]	
トルテロジン	0.81 [0.65 to 0.91]	
R,S-ベンラファキシン	0.80 [0.71 to 0.85]	
ノルトリプチリン	0.79 [0.70 to 0.86]	
S-メトプロロール	0.74 [0.64 to 0.81]	
トロピセトロン	0.72 [0.43 to 0.92]	
パロキセチン	0.71 [0.51 to 0.85]	
チオリダジン	0.71 [0.43 to 0.92]	
プロプラノロール	0.62 [0.41 to 0.75]	
トリミプラミン	0.61 [0.40 to 0.76]	
S-ベンラファキシン	0.59 [0.29 to 0.79]	
プロパフェノン	0.59 [0.38 to 0.74]	

*1：モルヒネからコデインを生ずる
*2：リスペリドンと代謝物の9-ヒドロキシリスペリドンに活性がある

阻害薬	投与量 (mg/日)	IR [90% CI]
Fluoxetine	60	0.99 [0.98 to 1.00]
プロパフェノン	675	0.99 [0.98 to 1.00]
キニジン	50*3	0.99 [0.98 to 1.00]
パロキセチン	20	0.99 [0.97 to 0.99]
Bupropion	300*3	0.93 [0.88 to 0.97]
チオリダジン	50	0.93 [0.87 to 0.97]
Fluoxetine	20	0.92 [0.87 to 0.96]
テルビナフィン	250*3	0.92 [0.87 to 0.96]
パロキセチン	10	0.89 [0.80 to 0.95]
デュロキセチン	120*3	0.84 [0.73 to 0.91]
レボメプロマジン	20	0.76 [0.63 to 0.86]
デュロキセチン	60*3	0.74 [0.61 to 0.85]
レボメプロマジン	10	0.67 [0.53 to 0.78]
ジフェンヒドラミン	150	0.61 [0.43 to 0.76]
セルトラリン	150	0.41 [0.23 to 0.59]

*3：Single dose

基質薬	CR [90% CI]
アミトリプチリン	0.58 [0.31 to 0.78]
S-クロルフェニラミン	0.56 [0.33 to 0.74]
R-カルベジロール	0.55 [0.28 to 0.74]
イミプラミン	0.51 [0.28 to 0.68]
R-クロルフェニラミン	0.49 [0.25 to 0.70]
R,S-カルベジロール	0.48 [0.23 to 0.72]
S-ミアンセリン	0.47 [0.20 to 0.71]
メトクロプラミド	0.44 [0.20 to 0.68]
S-カルベジロール	0.43 [0.19 to 0.67]
Zuclopenthixol	0.42 [0.15 to 0.74]
デュロキセチン	0.37 [0.13 to 0.62]
R-メキシレチン	0.33 [0.11 to 0.59]
R,R-トラマドール	0.33 [0.11 to 0.57]
アリピプラゾール	0.31 [0.10 to 0.56]
S-メキシレチン	0.30 [0.09 to 0.55]
S,S-トラマドール	0.29 [0.09 to 0.54]
R-フレカイニド	0.19 [0.05 to 0.41]
ミルタザピン	0.19 [0.05 to 0.42]
リスペリドン*2	0.16 [0.04 to 0.38]
S-フレカイニド	0.09 [0.02 to 0.22]

(Tod M et al：Quantitative prediction of cytochrome P450（CYP）2D6-mediated drug interactions. Clin Pharmacokinet, 50(8)：519-530, 2011 をもとに作成)

表6　臨床試験における血中濃度変化から推定されたCYP2C9のCRおよびIR値

基質薬	CR [90% CI]	
S-acenocoumarol	0.99 [0.97 to 1.00]	
ベンズブロマロン	0.76 [0.64 to 0.85]	
セレコキシブ	0.97 [0.94 to 0.99]	
ジクロフェナク	0.12 [0.03 to 0.26]	
Fluindione	0.74 [0.51 to 0.91]	
3S-5R フルバスタチン	0.9 [0.86 to 0.95]	
3R-5S フルバスタチン	0.7 [0.58 to 0.8]	
フルルビプロフェン	0.93 [0.83 to 0.98]	
グリメピリド	0.99 [0.97 to 1.00]	
グリベンクラミド (Glyburide)	0.63 [0.47 to 0.76]	
R-イブプロフェン	0.51 [0.31 to 0.68]	
S-イブプロフェン	0.7 [0.56 to 0.82]	
インドメタシン	0.50 [0.23 to 0.77]	
イルベサルタン	0.84 [0.65 to 0.96]	
ロルノキシカム	0.99 [0.97 to 1.00]	
ロサルタン	0.4 [0.16 to 0.69]	
ナプロキセン	0.22 [0.07 to 0.45]	
ナテグリニド	0.48 [0.27 to 0.66]	
フェノバルビタール	0.99 [0.97 to 1.00]	
S-Phenprocoumon	0.4 [0.16 to 0.67]	
フェニトイン	0.72 [0.51 to 0.89]	
ピロキシカム	0.84 [0.65 to 0.95]	
Tenoxicam	0.24 [0.08 to 0.49]	
トルブタミド	0.89 [0.83 to 0.94]	
トラセミド	0.77 [0.67 to 0.86]	
S-ワルファリン	0.99 [0.97 to 1.00]	

阻害薬	投与量	IR
ベンズブロマロン	50mg/日	0.55
ブコローム	300mg/日	0.84
クラリスロマイシン	250mg	0.26
クロピドグレル	75mg	0.00
ジクロフェナク	100mg	0.09
フルコナゾール	100mg/日	0.48
フルコナゾール	400mg/日	0.65
Fluoxetine	20mg/日	1.00
フルバスタチン	40mg/日	0.20
Gemfibrozil	600mg	0.19
グリベンクラミド (Glyburide)	2.5mg/日	0.00
イブプロフェン	400mg	0.00
イルベサルタン	300mg/日	0.05
ロルノキシカム	16mg/日	0.20
ロサルタン	50mg	0.00
ミコナゾール	125mg/日	0.79
オメプラゾール	40mg/日	0.28
フェニトイン	300mg/日	0.68
ピロキシカム	40mg	0.13
セルトラリン	200mg/日	0.17
シンバスタチン	20mg	0.20
スルファメチゾール	600mg/日	0.41
スルファフェナゾール	1,000mg/日	0.86
スルフィンピラゾン	400mg/日	0.41
トルブタミド	500mg	0.00
バルプロ酸	800mg/日	0.61
ボリコナゾール	800mg/日	0.66
ザフィルルカスト	80mg	0.39

(Castellan AC et al：Quantitative prediction of the impact of drug interactions and genetic polymorphisms on cytochrome P450 2C9 substrate exposure. Clin Pharmacokinet, 52(3)：199-209, 2013 をもとに作成)

表7　臨床試験における血中濃度変化から推定された CYP2C19 の CR および IR 値

基質薬	CR [90% CI]	
R-mephobarbital	0.99 [0.99 to 1.0]	
プログアニル	0.89 [0.87 to 0.90]	
S-ランソプラゾール	0.87 [0.85 to .088]	
オメプラゾール	0.84 [0.82 to 0.86]	
ジアゼパム	0.84 [0.81 to 0.86]	
Pantoprazole	0.80 [0.76 to 0.83]	
グリクラジド	0.76 [0.71 to 0.80]	
R-ランソプラゾール	0.74 [0.68 to 0.79]	
ランソプラゾール	0.73 [0.67 to 0.78]	
ラベプラゾール	0.72 [0.65 to 0.77]	
Moclobemide	0.71 [0.64 to 0.77]	
Sibutramine	0.69 [0.61 to 0.75]	
ボリコナゾール	0.68 [0.60 to 0.74]	

阻害薬	投与量 (mg)	IR [90% CI]
フルボキサミン	50〜150	0.98 [0.95 to 0.99]
フルコナゾール	100〜400	0.78 [0.62 to 0.90]
ボリコナゾール	400〜800	0.64 [0.43 to 0.82]
Moclobemide	300	0.61 [0.39 to 0.80]
チクロピジン	300	0.51 [0.29 to 0.72]
Fluoxetine	60	0.44 [0.24 to 0.66]
オメプラゾール	40〜80	0.43 [0.24 to 0.64]
クロピドグレル	75	0.28 [0.13 to 0.48]
Pantoprazole	80	0.26 [0.12 to 0.45]

基質薬	CR [90% CI]
セルトラリン	0.67 [0.59 to 0.74]
クロピドグレル	0.65 [0.55 to 0.72]
Fluoxetine	0.64 [0.55 to 0.72]
シタロプラム	0.49 [0.37 to 0.60]
トリミプラミン	0.49 [0.36 to 0.60]
ネルフィナビル	0.46 [0.33 to 0.58]
クロミプラミン	0.42 [0.30 to 0.55]
エスシタロプラム	0.45 [0.33 to 0.57]
シロスタゾール	0.30 [0.19 to 0.42]
アミトリプチリン	0.28 [0.18 to 0.40]
ネルフィナビル（活性体として）	0.26 [0.16 to 0.37]
プラジカンテル	0.18 [0.10 to 0.27]

(Goutelle S et al：*In vivo* quantitative prediction of the effect of gene polymorphisms and drug interactions on drug exposure for CYP2C19 substrates. AAPS J, 15(2)：415-426, 2013 をもとに作成)

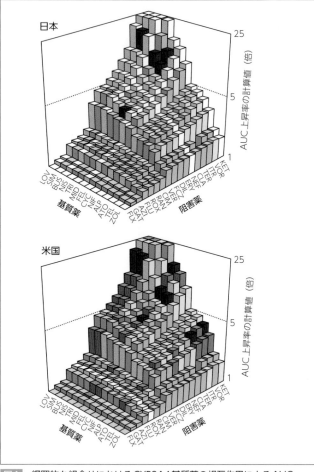

図1　網羅的な組合せにおけるCYP3A4基質薬の相互作用によるAUC

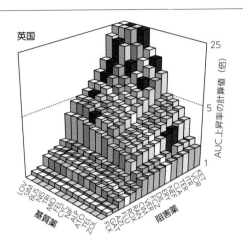

阻害薬は阻害の強い順に右から：ケトコナゾール（KET），ボリコナゾール（VOR），イトラコナゾール（ITR），テリスロマイシン（TER），クラリスロマイシン（CLA），ネファゾドン（NEF），エリスロマイシン（ERY），ジルチアゼム（DIL），フルコナゾール（FCZ），ベラパミル（VER），シメチジン（CIM），ラニチジン（RAN），ロキシスロマイシン（ROX），フルボキサミン（FLU），アジスロマイシン（AZI），ガチフロキサシン（GAT），フルオキセチン（FLX）。阻害薬の投与量は表3に示した。

基質薬は被阻害の強い順に左から：ロバスタチン（LOV），シンバスタチン（SIM），ブスピロン（BUS），ニソルジピン（NIS），トリアゾラム（TRI），ミダゾラム（MID），フェロジピン（FEL），シクロスポリン（CYC），ニフェジピン（NIF），アルプラゾラム（ALP），アトルバスタチン（ATO），テリスロマイシン（TEL），ゾルピデム（ZOL）。

上昇率の予測値と日本，英国，米国の添付文書の注意喚起区分

〔Hisaka A, et al：Clin Pharmacokinet, 48(10)：653-666, 2009 より引用〕

表8　AUCの上昇が3倍以上と予測され，少なくとも1つの国の添付文書

基質薬	阻害薬	AUC上昇率		添付文書の注意喚起		
		予測値	報告値	日本	米国	英国
ブスピロン	ボリコナゾール	>25	無	—	無	N
ニソルジピン	ケトコナゾール	24.4	24.4[22]	—	無	禁忌
ニソルジピン	ボリコナゾール	27	無	無	注意	無
ブスピロン	テリスロマイシン	10	無		無	無
ブスピロン	クラリスロマイシン	7.9	無		無	無
ニソルジピン	テリスロマイシン	7.8	無	無	無	無
フェロジピン	ボリコナゾール	7.7	無	無	注意	無
ニソルジピン	クラリスロマイシン	6.5	無	注意	無	無
ニソルジピン	ネファゾドン	5.4	無		無	—
フェロジピン	テリスロマイシン	5.2	無	無	無	注意
シンバスタチン	ジルチアゼム	4.9	4.82[23]	無	無	注意
ニソルジピン	エリスロマイシン	4.7	無	無	無	無
シンバスタチン	フルコナゾール	4.7	無	無	無	無
ロバスタチン	フルコナゾール	4.7	無	—	無	—

ブスピロン，テリスロマイシン，ネファゾドンは国内未承認

3. AUC上昇率の報告がない組み合わせは注意喚起されにくい

　抽出調査した薬剤の中で，AUCの上昇が2倍以上と予測される組み合わせは220組のうち109組でした。このうち，添付文書で何らかの注意喚起がされている組み合わせは全体の70%程度であり，いずれの国においても同様でした（表9）。いずれの国でも，AUC上昇率の報告が存在する場合には，ほとんどの組み合わせで注意喚起がなされていました（全体の94%，表9）。対照的に，AUC上昇率の報告がない組み合わせの注意喚起は，56%にすぎませんでした（表9）。

で注意喚起がされていないCYP3A4の阻害を介する相互作用（2009年時点）

基質薬	阻害薬	AUC 上昇率		添付文書の注意喚起		
		予測値	報告値	日本	米国	英国
フェロジピン	クラリスロマイシン	4.6	無	注意	無	注意
ミダゾラム	ネファゾドン	4.6	4.56[24]	—	無	—
ニソルジピン	ジルチアゼム	4.3	無	注意	無	無
フェロジピン	ネファゾドン	4	無	無	無	—
シンバスタチン	ベラパミル	3.5	4.60[25]	無	無	注意
ニフェジピン	テリスロマイシン	3.4	無	無	無	無
フェロジピン	ジルチアゼム	3.4	無	注意	無	無
フェロジピン	フルコナゾール	3.3	無	無	無	無
ニフェジピン	クラリスロマイシン	3.2	無	注意	無	無
ニソルジピン	ベラパミル	3.2	無	無	無	無
アルプラゾラム	テリスロマイシン	3.1	無	無	無	注意
シクロスポリン	ネファゾドン	3.1	無	—	無	—
トリアゾラム	ベラパミル	3	無	無	注意	—

〔Hisaka A et al：Clin Pharmacokinet, 48(10)：653–666, 2009 より引用〕

4．3カ国間での注意喚起の区分が異なる

　3カ国間での注意喚起の区分の齟齬も認められました。AUCの上昇が2倍以上と予測される組み合わせ109組のうち，50％において1カ国以上の国で承認されていない薬剤が含まれています。3カ国で注意喚起の区分が一致しているのは20％にすぎず，残りの30％の組み合わせは齟齬がみられ，25％の組み合わせは1もしくは2カ国だけで"警告または注意（W）"と記載されていました（表10）。

表9　CYP3A4 の阻害により AUC が 2 倍以上に上昇すると予測される
薬物相互作用の添付文書における注意喚起率

国	AUC 報告あり		AUC 報告なし		合　計	
	n	注意喚起*	n	注意喚起*	n	注意喚起*
日本	23	87%	40	53%	63	65%
英国	34	100%	46	57%	80	75%
米国	44	93%	65	59%	109	73%
合計	101	94%	151	56%	252	71%

*：添付文書で禁忌，警告または注意としての記載

〔Hisaka A, et al：Clin Pharmacokinet, 48（10）：653-666, 2009 より引用〕

表10　CYP3A4 の阻害により AUC が 2 倍以上に上昇すると予測され
る薬物相互作用の添付文書の日米英 3 カ国間での記載の不一致

一致性	相互作用数
3 カ国ともに一致	22 (20%)
3 カ国間で不一致	33 (30%)
禁忌と注意（警告）での不一致	6 (6%)
注意（警告）と記載なしでの不一致	27 (25%)
未承認国あり	54 (50%)
合　計	109 (100%)

〔Hisaka A, et al：Clin Pharmacokinet, 48（10）：653-666, 2009 より引用〕

5. 添付文書における相互作用の注意喚起の現状

　以上の添付文書の解析から，薬物相互作用は極めて広範な
薬剤との組み合わせで生ずる可能性がありますが，実際に臨
床試験で検証されるのはその一部にすぎず，添付文書の注意
喚起はその部分的な情報に偏って記載されている実態が浮か
び上がってきました。また，承認時の情報が容易に更新され
ない仕組みであることも，常に新しい組み合わせが追加され
る相互作用の問題を解決し難くしています。

PISCS の構築

1. 薬物相互作用を適切に注意喚起するために

　これまでの項で解説したように，私たちは式1および式2を用いることで，多くの薬物動態学的相互作用を定量的に予測できることを示しました。そこで，この仕組みを利用して，薬物動態の変化と薬効・副作用の変化を関連づけることができれば，臨床的に重大な薬物相互作用を判断し，適切に注意喚起できると考えました。ここで薬物動態の変化は式1あるいは式2を用いて直接算出するのではなく，クラス分けして表で判別する方法としました。これは，基質薬と阻害薬の分類を一定として理解しやすくするためです。またこの方法には，将来発売される併用薬との注意喚起も迅速に判断できるという利点があります。

2. CRとIRのクラス分けによりAUC変化を段階的に区分

　最初に，基質薬と阻害薬を，①極めて高度（VS），②高度（S），③やや高度（SS），④中等度（M），⑤軽度（W），⑥極めて軽度（VW）——の6段階のクラスに分類しました。それぞれのクラスのCR（CYP3A）と IR（CYP3A）の値は，①＞0.9，②0.8〜0.89，③0.7〜0.79，④0.5〜0.69，⑤0.3〜0.49，⑥0.1〜0.29に設定しました。図2に，このクラス分類に基づいた6×6の表を示しました。この6×6の表の，各分画内の予測されるAUC変化率の平均値を算出しました。そして，この予測されるAUC変化率に基づいて9段階の領域（ⅠからⅨ）に区分しました。

		基質薬の寄与率　CR					
		0.9< 極めて 高度	0.8〜0.89 高度	0.7〜0.79 やや 高度	0.5〜0.69 中等度	0.3〜0.49 軽度	0.1〜0.29 極めて 軽度*
阻害薬の阻害率　IR	0.9< 極めて 高度	14	5.4	3.5	2.4	1.6	1.2
	0.8〜0.89 高度	5.4	3.7	2.8	2.1	1.5	1.2
	0.7〜0.79 やや高度	3.5	2.8	2.3	1.8	1.4	1.2
	0.5〜0.69 中等度	2.4	2.1	1.8	1.6	1.3	1.1
	0.3〜0.49 軽度	1.6	1.5	1.4	1.3	1.2	1.1
	0.1〜0.29 極めて軽度*	1.2	1.2	1.2	1.1	1.1	1.0

領域	AUC 上昇率	注意喚起区分	
		スタチン Ca拮抗薬	ベンゾジア ゼピン系薬
I	>7	禁忌	禁忌
II	4〜7	注意	注意
III	3〜4		
IV	2.2〜3		
V	1.7〜2.2		
VI	1.5〜1.7		
VII	1.3〜1.4	注意 なし	
VIII*	≈1.2		注意 なし
IX*	≈1.1		

予測されるAUC変化率に基づいて9段階の領域（IからIX）に区分した。
それぞれの領域の予測されるAUC変化率の平均値が算出された。
*：“極めて軽度”のクラスと領域VIIIとIXはAUCの有意な増加を示さない
が，補足的な機能を考慮して定義してある。

図2 CRとIRによる6×6分割表に基づく相互作用のクラス分類の提案（PISCS）

〔Hisaka A, et at：Clin Pharmacokinet, 48（10）：653-666, 2009 より引用〕

3. HMG-CoA還元酵素阻害薬，カルシウム拮抗薬，ベンゾジアゼピン系薬へのPISCSの適用

　相互作用の注意喚起の程度をAUC変化率に基づいて合理的に区分することを可能とするために，HMG-CoA還元酵素阻害薬（以下，スタチン），カルシウム（Ca）拮抗薬，ベンゾジアゼピン系薬の3種類の薬効群について検討を行いました。ゾピクロンはベンゾジアゼピン系薬ではありませんが，同様の薬効を有するためベンゾジアゼピン系薬として解析しました。

　なお，以下の注意喚起の分類は，PISCSの有用性を示すための例示であり，あくまで私たちとしての1つの提案です。実際の分類は幅広い医学的および薬学的調査に基づいて実施されるべきです。

　スタチン，Ca拮抗薬，ベンゾジアゼピン系薬の，3種類の薬効ごとの相互作用の重要性を区分するための境界を，AUC変化率の観察値と現状の添付文書の区分などから検討しました。現状の添付文書の多くでスタチンとCa拮抗薬は7倍以上，ベンゾジアゼピン系薬に対しては4倍以上のAUC上昇が観察されている場合に"禁忌"とされていたことから，"禁忌"と"警告または注意"の境界は，スタチンとCa拮抗薬に対しては7倍，ベンゾジアゼピン系薬に対しては4倍と定義しました。同様の検討により，"警告または注意"と"注意喚起なし"の境界は，スタチンとCa拮抗薬に対しては2倍，ベンゾジアゼピン系薬に対しては1.5倍と定義しました。すなわち，スタチンとCa拮抗薬は領域Ⅰが"禁忌"，領域Ⅱ～Ⅴが"警告または注意"に相当し，ベンゾジアゼピ

ン系薬は領域Ⅰ～Ⅱが"禁忌"，領域Ⅲ～Ⅵが"警告または
注意"に相当するとしました（図2）。図3にスタチンの例
を示しました。

4. PISCSの適用により理論的かつ網羅的な注意喚起区分の設定が可能

　図4（p.66）にスタチン，Ca拮抗薬，ベンゾジアゼピン系
薬に対する現状の添付文書とPISCSの提案の注意喚起の区
分とAUC上昇率の関係の比較を示しました。その結果，
PISCSによる注意喚起は予測値と報告値のいずれにおいて
も，AUC上昇率に基づいて，より合理的に注意喚起の区分
が可能でした。PISCSによる注意喚起と現状の添付文書で
は，約50％で区分の相違が認められました。例えば，英国
ではシンバスタチンとエリスロマイシンの相互作用は，シン
バスタチンのAUCが6.2倍に上昇する報告があることから併
用禁忌とされています。しかし，米国ではシンバスタチンと
テリスロマイシンの相互作用は，シンバスタチンのAUCが
11倍に上昇する報告があることから警告とされています。
これらは，PISCSを用いれば，逆にエリスロマイシンは"警
告または注意"，テリスロマイシンは"禁忌"と区分される
ことになります。

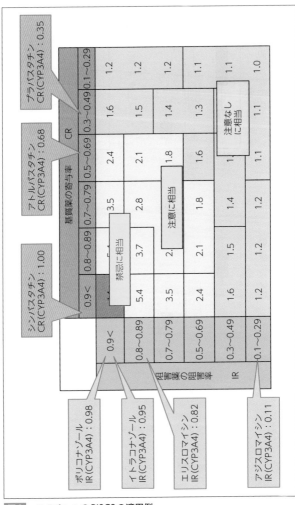

図3　スタチンへのPISCSの適用例

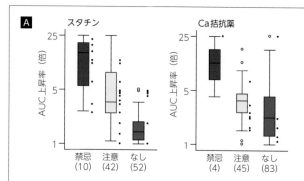

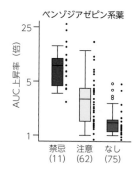

箱ひげは AUC 上昇率の予測値を示す。黒丸は相互作用試験が行われている場合の報告値を示す。PISCS による分類は，スタチンと Ca 拮抗薬は領域 I が "禁忌"，領域 II〜V が "警告または注意" に相当し，ベンゾジアゼピン系薬は領域 I〜II が "禁忌"，領域 III〜VI が "警告または注意" に相当する。カッコ内の数値は 3 カ国での重複も含めて相互作用の組み合わせの数を示している。

図4 スタチン，Ca 拮抗薬，ベンゾジアゼピン系薬の AUC 上昇率の報告値および予測値と添付文書における注意喚起区分の現状（**A**）と PISCS による区分の提案（**B**）

郵便はがき

101-8791

707

（受取人）

東京都千代田区神田猿楽町
1-5-15（猿楽町SSビル）

株式会社 じほう 出版局

愛読者 係 行

					口ご自宅 口お勤め先
（フリガナ） ご 住 所	□□□ - □□□□				
	TEL ：　　　　　　　FAX ： E-mail ：　　　　　　　@				
（フリガナ） ご 所 属 先			部署名		
（フリガナ） ご 芳 名					男・女 年齢（　　）
ご 職 業					

これからの薬物相互作用マネジメント 第2版
臨床を変えるPISCSの基本と実践

ご愛読者はがき

5347-0

1. 本書のご感想をお聞かせください。

◆総合評価

満足　5・4・3・2・1　不満

◆価格

満足　5・4・3・2・1　不満

◆難易度

満足　5・4・3・2・1　不満

◆情報量・ページ数

満足　5・4・3・2・1　不満

◆書籍のサイズ

満足　5・4・3・2・1　不満

◆情報の見つけやすさ

満足　5・4・3・2・1　不満

2. 本書をあなたの知人やご友人にどの程度お薦めしたいですか。

推薦しない　0・1・2・3・4・5・6・7・8・9・10　強く推薦

3. 上記2. の理由をお聞かせください。

ご協力ありがとうございました。弊社書籍アンケートのご回答者全員の中から毎月抽選で30名様に図書カード（500円分）をプレゼントいたします。お客様の個人情報に関するお問い合わせは、E-Mail：privacy@jiho.co.jpでお受けしております。

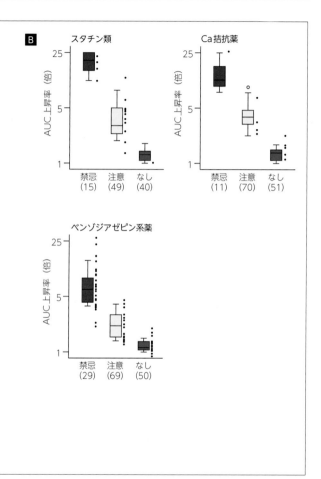

〔Hisaka A, et al：Clin Pharmacokinet, 48(10)：653-666, 2009 より引用〕

PISCS の今後

　PISCS を利用することで「この薬剤は CYP3A の高度に選択的な基質薬（S）である」,「CYP2D6 の中程度の阻害薬（M）である」, または「この薬剤は CYP3A の極めて高度な阻害薬（VS）とは併用禁忌である」といった, より具体的で網羅的な注意喚起が可能となります。これは, 現在の添付文書のように該当する薬剤名あるいは薬効群をすべて記載するよりも, わかりやすく厳密な方法ではないでしょうか。さらに, 現状の添付文書はアップデートが遅く, 実際に相互作用の報告が得られてから記載される場合も少なくありませんが[8], この方法では将来発売されてくる薬剤に対しても迅速な対応が可能です。

　現在, 添付文書の相互作用の記載については, 要領の見直しが行われました。また同様に, 最近発表されたわが国の「医薬品開発と適正な情報提供のための薬物相互作用ガイドライン」では, その添付文書の記載を先取りする形で相互作用の注意喚起の分類の合理化が図られています。この章で述べた PISCS の優れた特徴を, 今までの記載と整合させたうえで実現させるべく努力が重ねられています。相互作用のガイドラインについては補論（p.199）を参照してください。このようなガイドラインの策定にあたっては, 産官学の連携が大変重要となります。さらに国際的な協調も欠かすことができません。実際にそのような環境が整い, 臨床の現場に整合性のある情報が提供できる状況へと次第に近づきつつあります。

　一方で，薬剤師が行うべき薬物相互作用のマネジメントには，薬物動態以外の要因も多くあります。臨床的に問題となる相互作用が起こることを予測するだけでは不十分であり，患者の医療のニーズを考えてどちらの薬剤を中止すべきか，あるいは代替薬はないのかなどの適切な対処を，臨床薬学あるいは医学的知識をもとに行う必要があります。もちろん，薬物動態以外の機序による相互作用の可能性についても十分理解できていなければなりません。そのような知識にPISCSが加わることによって，初めて質の高い医療への貢献が可能になるのだと考えます。

引用文献

1) Varhe A et al：Oral triazolam is potentially hazardous to patients receiving systemic antimycotics ketoconazole or itraconazole. Clin Pharmacol Ther, 56(6 Pt1)：601-607, 1994

2) Saari TI et al：Effect of voriconazole on the pharmacokinetics and pharmacodynamics of intravenous and oral midazolam. Clin Pharmacol Ther, 79(4)：362-370, 2006

3) Ohno Y et al：General framework for the quantitative prediction of CYP3A4-mediatedoral drug interactions based on the AUC increase by coadministration of standard drugs. Clin Pharmacokinet, 46(8)：681-696, 2007

4) Ohno Y et al：General framework for the predictionof oral drug interactions caused by CYP3A4 induction from *in vivo* information.Clin Pharmacokinet, 47(10)：669-680, 2008

5) Hisaka A et al：A proposal for a pharmacok ineticinteraction significance classification system（PISCS）based on predicted drug exposure changes and its potential applicationto alert classifications in product labeling. Clin Pharmacokinet, 48(10)：653-666, 2009

6)　FDA, CDER and CBER：Guidance for industry Drug Metabolism/Drug Interaction Studies-Study Design, Data Analysis and Recommendations for Dosing and Labeling, 1999

7)　Drug Interaction Studies-Study Design, Data Analysis, and Implications for Dosing and Labeling DRAFT GUIDANCE, 2006

8)　Yoshida N et al：Trends in new drug interactions for pharmaceutical products in Japan. Pharmacoepidemiol Drug Saf, 15 (6)：421-427, 2006

9)　Olkkola KT et al：The effects of the systemic antimycotics, itraconazole and fluconazole, on the pharmacokinetics and pharmacodynamics of intravenous and oral midazolam. Anesth Analg, 82(3)：511-516, 1996

10)　Ahonen J et al：Effect of itraconazole and terbinafine on the pharmacokinetics and pharmacodynamics of midazolam in healthy volunteers. Br J Clin Pharmacol, 40(3)：270-272, 1995

11)　Backman JT et al：The area under the plasma concentration-time curve for oral midazolamis 400-fold larger during treatment with itraconazole than with rifampicin. Eur J Clin Pharmacol, 54(1)：53-58, 1998

12)　Olkkola KT et al：Midazolam should beavoided in patients receiving the systemic antimycotics ketoconazole or itraconazole. Clin Pharmacol Ther, 55(5)：481-485, 1994

13)　Osanai T et al：Effect of itraconazole on the pharmacokinetics and pharmacodynamics of a single oral dose of brotizolam. Br J Clin Pharmacol, 58(5)：476-481, 2004

14)　Greenblatt DJ et al：Kinetic and dynamicinteraction study of zolpidem with ketoconazole, itraconazole, and fluconazole. Clin Pharmacol Ther, 64(6)：661-671, 1998

15)　Luurila H et al：Effect of itraconazole on the pharmacokinetics and pharmacodynamics of zolpidem. Eur J Clin Pharmacol,

54(2)：163-166, 1998

16) Saari TI et al：Effect of voriconazole on the pharmacokinetics and pharmacodynamics of zolpidem in healthy subjects. Br J Clin Pharmacol,63(1)：116-120, 2007

17) Neuvonen PJ et al：Simvastatin but not pravastatin is very susceptible to interaction with the CYP3A4 inhibitor itraconazole. Clin Pharmacol Ther, 63(3)：332-341, 1998

18) Kantola T et al：Effect of itraconazole on the pharmacokinetics of atorvastatin. Clin Pharmacol Ther, 64(1)：58-65, 1998

19) Mazzu AL et al：Itraconazole alters the pharmacokinetics of atorvastatin to a greaterextent than either cerivastatin or pravastatin. Clin Pharmacol Ther, 68(4)：391-400, 2000

20) 第一三共株式会社：カルブロック錠，インタビューフォーム，2020

21) Jalava KM et al：Itraconazole greatlyincreases plasma concentrations and effects of felodipine. Clin Pharmacol Ther, 61(4)：410-415, 1997

22) Heinig R et al：The effect of ketoconazole on the pharmacokinetics, pharmacodynamics and safety of nisoldipine. Eur J Clin Pharmacol, 55(1)：57-60, 1999

23) Mousa O et al：The interaction of diltiazem with simvastatin. Clin Pharmacol Ther, 67(3)：267-274, 2000

24) Lam YW et al：Pharmacokinetic and pharmacodynamic interactions of oral midazolam with ketoconazole, fluoxetine, fluvoxamine, and nefazodone. J Clin Pharmacol, 43(11)：1274-1282, 2003

25) Backman JT et al：Dose of midazolam shouldbe reduced during diltiazem and verapamil treatments. Br J Clin Pharmacol, 37(3)：221-225, 1994

5 CR-IR法やPISCSを運用する うえでのポイントと注意点

はじめに

　前項の薬物相互作用の臨床的重要性とマネジメントの考え方において，CR-IR法やPISCSを用いた考え方について解説しました。しかし，予測や評価においては，その方法論の限界や注意点を理解して用いることが必要不可欠です。そこで，本項ではそれらの点について少し詳しく解説します。

CR-IR法の精度は？

　繰り返しになりますが，CR-IR法は以下の式1に基づき，該当するCYP分子種の基質薬のCR，阻害薬のIRを求めることによって，臨床報告のない組み合わせでも，阻害からくる薬物相互作用による基質薬の血中濃度AUCの変化を予測するものです。

$$= \frac{AUC_{+inhibitor}}{AUC_{control}} = \frac{1}{1 - CR \cdot IR} \quad\cdots\cdots\cdots 式1$$

　逆にいえば，AUC変化比とIRから基質薬のCRが，またAUCの変化比とCRから阻害薬のIRが算出できます。
　私たちは，イトラコナゾール（$IR_{CYP3A}=0.95$）やケトコナ

ゾール（IR CYP3A＝1）などの CYP3A の典型的な阻害薬との相互作用による各基質薬の AUC の変化率から，各基質薬の CR CYP3A を算出しました。同様に，ミダゾラム（CR CYP3A＝0.92）などの CYP3A の典型的な基質薬との相互作用試験の結果から，IR CYP3A を算出しました。78 文献から 113 の相互作用試験の報告を抽出し，そのうち 53 の相互作用試験から基質薬 14 剤の CR CYP3A と阻害薬 18 剤の IR CYP3A が算出されました。これらの基質薬と阻害薬すべての組み合わせにおける，相互作用による基質薬の AUC の変化率の計算値と報告値の関係を第 1 章の 2 で示しました[1]。

これらのパラメータと式 1 を用いて，残りの 60 の相互作用試験における AUC 変化率の報告値と予測値との関係を検証したところ，57 試験（95％）で報告値の 50〜200％の範囲で，50 試験（83％）で報告値の 67〜150％の範囲で予測することができました。すなわち，例えば「3 倍」と予測されれば，「実測値はおおむね 2 倍〜4 倍の範囲にある可能性が 80％くらい」といえば，それなりに予測精度が高いことが感覚的に理解できるかと思います。

また，この予測方法は，CYP2D6 や CYP2C9 などのほかの CYP 酵素を介した相互作用や複数の CYP 分子種の阻害による相互作用でも適応可能であり，CYP3A と同様の予測精度が得られることを確認しており，ほかの研究者らも同様の報告をしています[2〜5]。ただし，この予測方法は相互作用の機序が推定できている場合で，典型的な相互作用試験などにより，IR や CR といったパラメータが算出できることが条件となります。IR や CR といったパラメータの算出の方法と注意

点は後述します。

PISCS の注意喚起区分の考え方（禁忌と考えるか注意と考えるかなど）

　前項で述べたとおり，血中濃度の変化の程度とその臨床的な重要度の関係，すなわちリスクは薬剤や薬効ごとに考える必要があり，PISCS ではその考え方を取り入れています。例えば，スタチンや Ca 拮抗薬であれば AUC が 7 倍以上で併用禁忌，2 倍以上であれば併用注意とする基準を提案しています。ベンゾジアゼピン系薬はそれより少し厳しく，AUC が 5 倍以上で併用禁忌，1.5 倍以上であれば併用注意とする基準を提案しています。それでは，これらの基準はどのような根拠に基づいて設定されたのか，あるいはどのように考えるべきなのか説明したいと思います。

　まず，本来 AUC が 4.9 倍と 5 倍でリスクが急に変わることは考えにくく，AUC が連続性のある数値であるように，予測されるリスクも AUC と関連して連続的な数値となるはずです。したがって，併用禁忌と併用注意の境は実際には存在しないはずです。しかし，規制上やはりどこかで線を引かなければ重大なリスクを制限することが不明瞭となり，社会的に重大なリスクを許容してしまうことになりえます。したがって，本来であれば科学的にそのリスクの境界域（すなわちリスクのカットオフ値）を，PK/PD の関係からの理論的な予測やリアルワールドのデータ解析に基づいて科学的に行うべきでしょう。しかし，実際にはその判断のためのデータは十分になく，やむをえず経験的あるいは直感的に設定せざ

るをえないケースも少なくないと考えます。

　例えば，ある薬剤Aの1日あたりの常用量が10〜30mgで
あり，この用量の範囲で用量依存的な効果も副作用もありま
すが，有効性も安全性も確認できたため，この常用量に設定
されていたとします。そして，ある患者は薬剤Aを30mgの
用量で副作用もおおむね問題なく効果も得られていて，その
患者がこの薬剤AのAUCを3倍にする薬剤Bを併用する必
要性が生じたとします。そうすると，1つの考え方として，
この薬剤Aを1/3に減量して注意深く薬剤Bを併用するとい
うのはあり得るのではないでしょうか。一方で，この薬剤A
のAUCを5倍にする薬剤Cの併用は，用量調節で対応する
のは困難であり，併用は避けた方がよいと考えるのが妥当で
はないでしょうか。そう考えると，併用禁忌をAUCが5倍
になるところで線を引くというのはそれなりに妥当だと感じ
ないでしょうか。

　ちなみに，前述のスタチンやCa拮抗薬，ベンゾジアゼピ
ンの場合はどのような考え方で線を引いたかというと，現状
の添付文書の併用禁忌薬や併用注意薬の多くでおおむね
AUCが何倍になるかの報告を確認したうえで，それと大き
な齟齬が生じないように設定したというのが正直なところで
す。そのような基準から考えても，PISCSの評価と添付文書
の区分に齟齬がある薬剤があれば，その添付文書の注意喚起
は妥当でない可能性があるという問題提起や，実際の臨床
ケースで添付文書の記載＋αのリスク評価につながることを
意味しています。

CRが大きい基質薬は阻害薬になるのか？

　特定のCYP分子種への寄与率（すなわちCR）が大きい薬剤は，その分子種により代謝される割合がほかの分子種に比べて高く，その分子種の活性が変化したときに血中濃度の変化が大きく現れるということです。しかし，「よく代謝されること」と「活性を阻害すること」は全く別のことです。

　まず，CRは相対的な代謝速度の差で決まるので，代謝速度を直接表すものではありません。また，薬剤の代謝酵素との親和性は代謝速度とは一致しません。代謝は多段階のプロセスなので，その速度は結合速度以外のステップで決まることも多いです。したがって，CRが大きくても薬剤の代謝速度は速いとは限らず，また該当のCYP分子種と親和性が高いとも限りません。

　さらに，親和性が高いと競合阻害を起こすので阻害が強い傾向にはありますが，阻害にはいろいろな機構があり，特に時間依存的な阻害などでは親和性が低くても阻害は強力な場合があります。また，阻害薬はその阻害する分子種のCYPでは代謝を受けないことが多いです。例えば，競合的な阻害であっても，阻害薬は基質の認識部位に結合することで阻害を起こすのであって，代謝はされない場合も多いです。この場合，その阻害薬の該当するCRはゼロです。つまり，代謝を受けること，そのときに酵素と親和性が高いこと，そしてその酵素を強力に阻害することは，それぞれ別の問題です。

　以上の理由から，CRが大きいことと阻害率（すなわちIR）が大きいことは全く別と考えるべきです。それでもCRが大

きいと，「結局は代謝を受けるから何らかの相互作用はある」
と考える人がいるかもしれません。しかし，これも正しいと
はいえません。阻害薬は一般的に治療に用いられる薬物濃度
でも代謝酵素の活性を抑制します。つまり，阻害定数が薬物
血中濃度に匹敵するかよりも小さい値になっているのです。
これに対し，基質薬のミカエリス定数は用いられる血中濃度
の数倍，あるいは数十倍と高いことが一般的で，競合阻害に
よる相互作用は現実的ではない用量を用いないと起きないこ
とが多いです。

CRやIRの求め方は？

　私たちの報告では，主として論文に報告されている臨床試
験時の相互作用による血中濃度の変化を用いています（添付
文書，インタビューフォーム，PMDAによる審査報告書を
利用する場合もあります）。ただし，症例報告など統計的評
価できないものは基本的に用いていません。

　CRあるいはIRを求めるための試験の選択は，まず調べた
いCYP分子種の関与が明確で，相互作用の程度の顕著なも
のを優先して使っています。CYP3Aの場合には，イトラコ
ナゾールあるいはケトコナゾールは，*in vitro*の研究からこ
れらの阻害薬がCYP3Aを選択的に強力に阻害することがわ
かっており，また，臨床試験でも最も基質薬の血中濃度を顕
著に上昇させるので，優先して選択しました。複数の分子種
を同時に強く阻害する薬剤，あるいは相互作用の程度が曖昧
なものは選んでいません。基質薬としては，ミダゾラムが最

も血中濃度が上昇しており，また，やはり *in vitro* の情報からCYP3Aで選択的に代謝されることがわかっているので，優先して選択しました。CYP3Aの場合にはP糖蛋白の寄与が少ないこと，バランスをとるために小腸の相互作用がある程度あることも，ミダゾラムを選んだ理由になっています。

CYP2C19あるいはCYP2D6の場合は，活性を完全に失う遺伝子変異がよく知られています。そこで，活性を欠損するpoor metabolizer の血中濃度の上昇を，活性を完全に失う相互作用と同様に考えて，これらの分子種の基質薬のCRを求めている場合もあります。

なお，新記載要領の添付文書では，薬物動態の項の「16.7 薬物相互作用」として，

---

①原則として，「10. 相互作用」に注意喚起のある薬物相互作用について，臨床薬物相互作用試験の結果を記載すること。必要に応じて，相互作用の機序・危険因子について，ヒト生体試料を用いた *in vitro* 試験等のデータを補足すること。
②臨床薬物相互作用試験の結果を記載する場合には，相互作用の程度が定量的に判断できるよう，血中濃度や主要な薬物動態パラメータの増減等の程度を数量的に記載すること。

（平成29年6月8日，薬生発0608第1号，医療用医薬品の添付文書等の記載要領について）

となっています。ここで記載されている相互作用試験で，

どのような基質や阻害薬を用いるべきなのかはガイドライン
での記載（相互作用試験）を参照していただきたいですが，
基本的には該当する分子種の寄与率（CR）の高い基質，阻
害作用（IR）の強い阻害薬で行われることになります。す
なわち，典型的な薬物との薬物相互作用試験が実施され，そ
のAUCなどが添付文書で確認できるので，ぜひ，添付文書
の薬物動態の項「16.7 薬物相互作用」のデータも積極的に
活用して，CRやIRを自身で算出して評価していただければ
と思います。

引用文献

1) Ohno Y et al：General framework for the quantitative
   prediction of CYP3A4-mediated oral drug interactions based
   on the AUC increase by coadministration of standard drugs.
   Clin Pharmacokinet, 46(8)：681-696, 2007

2) Tod M et al：Quantitative prediction of cytochrome P450
   (CYP) 2D6-mediated drug interactions. Clin Pharmacokinet,
   50(8)：519-530, 2011

3) Goutelle S et al：*In vivo* quantitative prediction of the effect
   of gene polymorphisms and drug interactions on drug
   exposure for CYP2C19 substrates. AAPS J, 15(2)：415-426,
   2013

4) Castellan AC et al：Quantitative prediction of the impact of
   drug interactions and genetic polymorphisms on cytochrome
   P450 2C9 substrate exposure. Clin Pharmacokinet, 52(3)：
   199-209, 2013

5) Gabriel L et al：Quantitative Prediction of Drug Interactions
   Caused by CYP1A2 Inhibitors and Inducers. Clin
   Pharmacokinet, 55(8)：977-990, 2016

第 2 章

PISCS で実践する
薬物相互作用
マネジメント

スタチン

睡眠導入薬

免疫抑制薬

ワルファリン

DOAC

抗がん薬

制吐薬

吸収過程における
消化管内での相互作用

スタチン

スタチンの相互作用の概要

　HMG-CoA 還元酵素阻害薬（以下，スタチン）の重篤な副作用として，横紋筋融解症があります。横紋筋融解症では，血中・尿中ミオグロビンおよびクレアチンキナーゼ（CK）の上昇，脱力，筋肉痛が認められ，急性腎不全などの多臓器障害を生じることもあります。スタチンの血中濃度の上昇，腎機能障害，横紋筋融解症誘発薬剤との併用が，発症の危険因子としてあげられます。スタチン以外に横紋筋融解症を誘発する薬剤としては，フィブラート系薬剤，ニコチン酸製剤などがあげられ，したがってスタチンとの併用には注意を要します。また，CYP や有機アニオントランスポーター（OATP）の阻害薬はスタチンの血中濃度を上昇させることがあるため，やはり併用には注意が必要です。しかし，スタチンの場合に特に注意が必要なのは，ほかの薬剤群に比べてスタチンの体内動態の制御因子は薬剤ごとの違いが大きいため，相互作用で血中濃度が上昇する程度は薬剤ごとにかなり異なるという点です。このような背景で，添付文書の記載や臨床報告の有無についても，個々の阻害薬やスタチンの組み合わせによって異なっています。逆に，そのような薬剤間での違いを区別して注意喚起できていない場合もあります。そこで，ここでは重要なスタチンの相互作用に関して，その血

中濃度の上昇の程度の報告値あるいは予測値，添付文書の記載，PISCSの方法論に基づく注意レベル，相互作用回避の対応における注意点を薬剤ごとに解説します。

スタチンの種類を変更する際の注意点

相互作用を回避するためにスタチンの種類の変更が必要となる場合は，以下の注意が必要です。

・禁忌の項目などの注意点が，変更することによって問題ないか？（表1，p.88）
〔シクロスポリン使用患者（次頁の事例1），肝障害の程度など〕
・脂質改善作用の強さがスタチン間で異なる（表1）
・大規模臨床試験における一次予防および二次予防のエビデンスがスタチンによって異なる（表1）
・フルバスタチンは，ほかのスタチンと異なりCYP2C9が主代謝酵素であるため，CYP2C9の阻害薬であるフルコナゾールなどとの相互作用に注意を要する（表1〜3，p.88〜94）

薬物相互作用を考察するときには，相互作用によってどのような不都合な状況が発生しうるかを把握し，それに備える必要があります。また，それがCYPに限らずどのような機構により惹起される可能性があるかを考えて，そのような事態の発生を極力避けます。相互作用が報告されている，ある

83

いは報告がなくても可能性が考えられるのであれば，その相互作用が臨床上どの程度問題となるのかを評価し把握します。

スタチンは CYP（特に CYP3A）で代謝されるものが多く，横紋筋融解症のリスクとなるスタチンの相互作用としては，まずは CYP の阻害薬のリスク評価が重要となります（表 2 ～6，p.90～98）。これに加えて，スタチンの相互作用は CYP 阻害薬によるものだけではないことを知っておくことも必要です。例えば，複数のスタチンは OATP によって肝臓に取り込まれることが知られており，シクロスポリンはその阻害薬としてスタチンの血中濃度を上昇させます[1]。したがって，CYP ではほとんど代謝を受けないスタチンの場合でも，シクロスポリンとの併用が OATP を介した相互作用の点から添付文書で注意喚起されているものがあります（表 2，6）。さらに，スタチンの体内動態への影響は少ない場合でも，フィブラート系薬剤やニコチン酸製剤などは，それ自体が横紋筋融解症を誘発するため，併用には注意が必要となります。このように，起こりうる臨床的帰結は同様であっても，相互作用のメカニズムが異なることが少なくありません（表 2）。

事例 1　イトラコナゾールとシクロスポリンを服用中の患者にスタチン

前述のようなスタチンで起こりうる相互作用の相違を把握することは，マネジメントの観点から非常に重要です。例えばイトラコナゾールとシクロスポリンを服用中の患者に，も

し新たにシンバスタチンが処方された場合は，イトラコナ
ゾールとシンバスタチンの組み合わせが併用禁忌なので，ほ
かのスタチンへの変更を検討する必要があります（表2，6）。
しかしその際には，代替薬のスタチンとシクロスポリンの相
互作用に注意しなくてはいけません。例えば，ピタバスタチ
ンはCYPによる代謝がほとんどなく，イトラコナゾールと
併用しやすいスタチンですが，OATPの寄与が高く，その阻
害薬であるシクロスポリンとの併用ではAUCが約5倍に上
昇しており，併用禁忌に指定されています。フルバスタチン
であれば，イトラコナゾールもシクロスポリンもフルバスタ
チンの血中濃度に与える影響は比較的小さいので，注意は必
要なものの代替薬としての選択が考えられます。なお，代替
薬を検討する際は，脂質改善作用の強さや大規模臨床試験に
おける一次予防および二次予防のエビデンスの有無など，ス
タチン間の効果に関する違いも考慮する必要があります[2]。

事例2 ボリコナゾールを服用中の患者にスタチン

「アトルバスタチンの投与を考えていましたが，すでにボ
リコナゾールを服用しています。アトルバスタチンとの相互
作用はありますか？」

医師からこのような質問がきたとしましょう。このケース
では，表3の一覧表により，「アトルバスタチンはCYP3Aで
代謝されることから，ボリコナゾールとは併用注意です。実
際の相互作用の報告はありませんが，CYP3Aの阻害により
アトルバスタチンの血中濃度が3倍程度上昇する可能性があ

ります」と回答可能です。また，医師からボリコナゾールと併用しやすいスタチンについて質問があれば，さらに表1を活用し「ピタバスタチンであれば CYP3A による代謝は少なく，相互作用は比較的小さいと思われます。また，脂質低下作用の程度にも大きな差はないと予想されます」と情報提供し，ピタバスタチンの処方を検討してもらうことができます。ただし，そこで引き続き，ピタバスタチンはシクロスポリンとは相互作用がある旨を情報提供し，シクロスポリンを服用中でないことも確認したほうがさらによいでしょう。このような円滑な情報提供は，個々の薬剤師の知識に基づいて行われることが望ましいですが，実際問題として経験の浅い薬剤師にとっては決して容易ではありませんので，マネジメントのツールを活用することで情報提供がより確実にできると考えています。

新しい情報の把握

　ここでは，スタチンの相互作用とそのマネジメントについて概説しました。FDA では，シンバスタチンのラベル（添付文書に相当するもの）の相互作用の記載が見直されました。例えば，わが国ではシクロスポリンは併用注意で，併用する場合には 10mg/日を超えないこととされていますが，米国では併用禁忌となりました。また，わが国では併用注意として記載されていなかったアミオダロン，ベラパミル，ジルチアゼムは，米国では併用する場合には 10mg/日を超えないこととなり，わが国でも併用注意となりました。わが国と米

国では適応用量自体が異なることから必ずしも同様に考える
ことはできませんが，注視する必要があると思います。ま
た，新たなエビデンスが報告されることなどにより，現在の
添付文書の注意喚起や，私たちの提案する注意喚起の目安が
見直される可能性も考えられ，常に最新の情報の把握に努め
ることが特に重要な分野の相互作用であるといえます。

表1　スタチンの基本事項一覧（2020年7月現在）

		HMG-CoA 還元酵素阻害薬 (スタチン)		
		プラバスタチン（メバロチン）	シンバスタチン（リポバス）	フルバスタチン（ローコール）
適応症		高脂血症，家族性高コレステロール血症	高脂血症，家族性高コレステロール血症	高コレステロール血症，家族性高コレステロール血症
用法用量		10mg/日 1日1〜2回	5mg/日	20〜30mg/日 1日1回夕食後
制限量		20mg/日まで	20mg/日まで	60mg/日まで
使用上の注意に関する特記事項		―	禁忌：イトラコナゾール，ミコナゾール，ポサコナゾール，アタザナビル，サキナビルメシル酸塩，コビシスタットを含有する製剤を投与中の患者 重篤な肝障害のある患者	禁忌：重篤な肝障害のある患者
脂質低下率*	TC	16〜19%↓	21%↓	20%↓
	LDL-C	23〜26%↓	29%↓	29%↓
大規模臨床試験における主なエビデンス		WOSCOPS (一次予防) KLIS (一次予防) CARE (二次予防) LIPID (二次予防) PROSPER (一次二次予防) MEGA (一次予防)	4S (二次予防) HPS (一次二次予防)	―
主な代謝・排泄経路		未変化体のまま胆汁排泄	CYP3A	CYP2C9

*TC：総コレステロール低下率，LDL-C：LDL-コレステロール低下率

HMG-CoA 還元酵素阻害薬 (スタチン)		
アトルバスタチン (リピトール)	ピタバスタチン (リバロ)	ロスバスタチン (クレストール)
高コレステロール血症 a), 家族性高コレステロール 血症 b)	高コレステロール血症, 家族性高コレステロール 血症	高コレステロール血症, 家族性高コレステロール 血症
10mg/日 1日1回	1〜2mg/日 1日1回	2.5〜5mg/日 1日1回 (原則 2.5mg から開始)
a) 20mg/日まで b) 40mg/日まで	4mg/日まで	4週以降 10mg/日まで その後, 重症患者に限り 20mg/日まで
禁忌: 肝機能が低下していると 考えられる以下のような 患者 　急性肝炎, 慢性肝炎 　の急性増悪, 肝硬変, 　肝癌, 黄疸 グレカプレビル・ピブレ ンタスビルを投与中の患 者	禁忌: 重篤な肝障害または胆道 閉塞のある患者 シクロスポリン投与中の 患者	禁忌: 肝機能が低下していると 考えられる以下のような 患者 　急性肝炎, 慢性肝炎 　の急性増悪, 肝硬変, 　肝癌, 黄疸 シクロスポリン投与中の 患者
25〜34%↓↓	23〜33%↓↓	32〜40%↓↓↓
32〜50%↓↓	33〜46%↓↓	45〜58%↓↓↓
ASCOT-LLA (一次予防) MIRACL (二次予防) CARDS (一次予防) SPARCL (二次予防)	—	JUPITER (一次予防)
CYP3A	未変化体のまま 胆汁排泄	未変化体のまま 胆汁排泄

〔各薬剤の医薬品医薬品添付文書, 日本動脈硬化学会　編:動脈硬化性疾患予防のための
脂質異常症治療ガイド 2018 年版. 2018 などをもとに作成〕

表2　スタチンの主な相互作用の添付文書の記載内容とその推定機序

併用薬	HMG-CoA 還元酵素阻害薬 (スタチン)		
	プラバスタチン (メバロチン)	シンバスタチン (リポバス)	フルバスタチン (ローコール)
フィブラート系薬剤 [相対的に横紋筋融解症が発現しやすい]	併用注意 (腎障害患者：治療上やむを		
		10mg/日を超えないこと	
ニコチン酸製剤 [相対的に横紋筋融解症が発現しやすい]	併用注意	併用注意	併用注意
アゾール系抗真菌薬 [CYP3A の阻害による血中濃度上昇] [CYP2C9 の阻害による血中濃度上昇]	—	— (イトラコナゾール，ミコナゾール，ポサコナゾールは併用禁忌)	— (フルコナゾール，ホスフルコナゾールは併用注意)
マクロライド系抗菌薬 [CYP3A の阻害による血中濃度上昇]	—	(エリスロマイシン，クラリスロマイシンは併用注意)	(エリスロマイシンは併用注意)
シクロスポリン [CYP3A の阻害による血中濃度上昇] [OATP の阻害による血中濃度上昇]	併用注意	併用注意 10mg/日を超えないこと	併用注意
HIV プロテアーゼ阻害薬 [CYP3A の阻害による血中濃度上昇]	—	併用注意 (アタザナビル，サキナビルは併用禁忌)	—
ジゴキシン [P 糖蛋白質の阻害による血中濃度上昇]	—	—	併用注意 (機序不明)
グレープフルーツ [CYP3A の阻害による血中濃度上昇]	—	併用注意	—
コレスチラミン [吸収低下による血中濃度低下]	—	—	併用注意

（2020年7月現在）

| HMG-CoA還元酵素阻害薬 (スタチン) | | |
アトルバスタチン (リピトール)	ピタバスタチン (リバロ)	ロスバスタチン (クレストール)
得ないと判断される場合のみ)		
併用注意	併用注意	併用注意
併用注意	—	併用注意
(エリスロマイシン，クラリスロマイシンは併用注意)	(エリスロマイシンは併用注意)(肝臓への取り込み阻害による血中濃度上昇)	併用注意
併用注意	併用禁忌	併用禁忌
併用注意	—	ロピナビル・リトナビル, アタザナビル／リトナビル, ダルナビル／リトナビルは併用注意
併用注意	—	—
併用注意	—	—
併用注意	併用注意	—

（次頁へ続く）

併用薬	HMG-CoA還元酵素阻害薬 (スタチン)		
	プラバスタチン (メバロチン)	シンバスタチン (リポバス)	フルバスタチン (ローコール)
クマリン系抗凝血薬 [抗凝血作用の増強]	―	併用注意	併用注意
エファビレンツ [CYP3Aの誘導による血中濃度低下]	―	併用注意	―
リファンピシン [CYPの誘導による血中濃度低下]	―	―	併用注意
シメチジン, ラニチジン, オメプラゾール [CYPの阻害あるいは胃内pHの変化による血中濃度上昇]	―	―	併用注意

	HMG-CoA 還元酵素阻害薬 (スタチン)		
	アトルバスタチン (リピトール)	ピタバスタチン (リバロ)	ロスバスタチン (クレストール)
	—	—	併用注意
	併用注意	—	—
	併用注意	併用注意 (肝臓への取り込み阻害 による血中濃度上昇)	—
	—	—	—

表3 スタチンとアゾール系抗真菌薬の相互作用一覧（2020年7月現在）

アゾール系抗真菌薬	HMG-CoA還元酵素阻害薬（スタチン）					
	プラバスタチン（メバロチン）CR(CYP3A):0.35		シンバスタチン（リポバス）CR(CYP3A):1.00		フルバスタチン（ローコール）CR(CYP3A):0.24 CR(CYP2C9):0.61	
	添付文書	AUC上昇比	添付文書	AUC上昇比	添付文書	AUC上昇比
ボリコナゾール（ブイフェンド）IR(CYP3A):0.98 IR(CYP2C9):0.51	(注意)	(1.5倍)	(注意)	(>20倍)	(注意)	(2.2倍)
イトラコナゾール（イトリゾール）IR(CYP3A):0.95	—	(1.5倍)	禁忌	19倍（活性体）	—	1.3倍
ミコナゾール（フロリード）IR(CYP3A):強い IR(CYP2C9):0.91	—	(1.5倍)	禁忌	(9倍程度)	—	(>2倍)
フルコナゾール（ジフルカン）IR(CYP3A):0.79 IR(CYP2C9):0.69	—	1.4倍	(注意)	(4.8倍)	注意	1.8倍
ポサコナゾール（ノクサフィル）IR(CYP3A):0.87	—	(1.4倍)	禁忌	10.6倍	—	(1.3倍)
ラブコナゾール（ネイリン）IR(CYP3A):0.73	—	(1.3倍)	注意	4.0倍	—	(1.2倍)

■× (AUC 7倍以上)　□! (AUC 2～7倍)　■▲ (AUC 2倍未満)
「—」は添付文書に記載なし。「添付文書」欄のカッコ内は阻害薬の添付文書のみの記載。「AUC上昇比」欄のカッコ内は予測値。枠内の色は，予測されるAUC上昇比から評価される注意喚起の程度を示す（ただし，現状の添付文書の注意喚起の方が厳しい場合は添付文書の記載も重視すること）。

HMG-CoA還元酵素阻害薬 (スタチン)					
アトルバスタチン (リピトール) CR(CYP3A):0.68		ピタバスタチン (リバロ) CR(CYP3A):不明 CR(CYP2C9):不明		ロスバスタチン (クレストール) CR(CYP3A):0.02 CR(CYP2C9):0.17	
添付文書	AUC上昇比	添付文書	AUC上昇比	添付文書	AUC上昇比
注意	(3.0倍)	(注意)	(不明)	注意	(1.1倍)
注意	2.5〜3.2倍	—	(不明)	注意	1.4倍
—	(2.5倍)	—	(不明)	注意	(1.2倍)
(注意)	(2.2倍)	—	(不明)	注意	1.2倍
禁忌	(2.4倍)	—	(不明)	—	(1.0倍)
注意	(2.0倍)	—	(不明)	—	(1.1倍)

表4　スタチンとマクロライド系抗菌薬の相互作用一覧（2020年7月現在）

マクロライド系抗菌薬	HMG-CoA 還元酵素阻害薬（スタチン）					
	プラバスタチン（メバロチン）CR(CYP3A)：0.35		シンバスタチン（リポバス）CR(CYP3A)：1.00		フルバスタチン（ローコール）CR(CYP3A)：0.24 CR(CYP2C9)：0.61	
	添付文書	AUC上昇比	添付文書	AUC上昇比	添付文書	AUC上昇比
クラリスロマイシン（クラリス）IR(CYP3A)：0.88	—	(1.4倍)	注意	11.9倍	—	(1.3倍)
エリスロマイシン（エリスロシン）IR(CYP3A)：0.82	—	(1.4倍)	注意	6.2倍	注意	(1.2倍)
ロキシスロマイシン（ルリッド）IR(CYP3A)：0.35	—	(1.4倍)	—	(1.5倍)	—	(1.1倍)
アジスロマイシン（ジスロマック）IR(CYP3A)：0.11	—	(1.4倍)	—	(1.1倍)	—	(1.0倍)

☐ ×（AUC 7倍以上）　　☐ !（AUC 2〜7倍）　　☐ ▲（AUC 2倍未満）
「—」は添付文書に記載なし。「AUC上昇比」欄のカッコ内は予測値。
枠内の色は，予測されるAUC上昇比から評価される注意喚起の程度を示す（ただし，現状の添付文書の注意喚起の方が厳しい場合は添付文書の記載も重視すること）。

HMG-CoA 還元酵素阻害薬 (スタチン)					
アトルバスタチン (リピトール) CR(CYP3A) : 0.68		ピタバスタチン (リバロ) CR(CYP3A) : 不明 CR(CYP2C9) : 不明		ロスバスタチン (クレストール) CR(CYP3A) : 0.02 CR(CYP2C9) : 0.17	
添付 文書	AUC 上昇比	添付 文書	AUC 上昇比	添付 文書	AUC 上昇比
注意	1.8〜 4.4倍	—	不明	—	(1.0倍)
—	1.3倍	注意	2.8倍	注意	0.8倍
—	(1.3倍)	—	(不明)	—	(1.0倍)
—	1.0倍	—	(不明)	—	(1.0倍)

表5　スタチンとジルチアゼムおよびベラパミルとの相互作用一覧

カルシウム拮抗薬	HMG-CoA 還元酵素阻害薬 (スタチン)					
	プラバスタチン (メバロチン) CR(CYP3A)：0.35		シンバスタチン (リポバス) CR(CYP3A)：1.00		フルバスタチン (ローコール) CR(CYP3A)：0.24 CR(CYP2C9)：0.61	
	添付文書	AUC上昇比	添付文書	AUC上昇比	添付文書	AUC上昇比
ジルチアゼム (ヘルベッサー) IR(CYP3A)：0.80	—	(1.4倍)	注意	4.8倍	—	(1.2倍)
ベラパミル (ワソラン) IR(CYP3A)：0.71	—	(1.4倍)	注意	4.1〜4.7倍	—	(1.2倍)

☐！(AUC 2〜7倍)　▨▲ (AUC 2倍未満)

「—」は添付文書に記載なし。「AUC上昇比」欄のカッコ内は予測値。
枠内の色は，予測されるAUC上昇比から評価される注意喚起の程度を示す（ただし，現状の添付文書の注意喚起の方が厳しい場合は添付文書の記載も重視すること）。

表6　スタチンとシクロスポリンとの相互作用一覧（2020年7月現在）

免疫抑制薬	HMG-CoA 還元酵素阻害薬 (スタチン)					
	プラバスタチン (メバロチン)		シンバスタチン (リポバス)		フルバスタチン (ローコール)	
	添付文書	AUC上昇比	添付文書	AUC上昇比	添付文書	AUC上昇比
シクロスポリン (ネオーラル, サンディミュン)	注意	5〜23倍	注意	2.5倍	注意	1.9〜3倍

▨× (AUC 7倍以上)　☐！(AUC 2〜7倍)

枠内の色は，予測されるAUC上昇比から評価される注意喚起の程度を示す（ただし，現状の添付文書の注意喚起の方が厳しい場合は添付文書の記載も重視すること）。

（2020年7月現在）

HMG-CoA還元酵素阻害薬（スタチン）					
アトルバスタチン（リピトール） CR(CYP3A)：0.68		ピタバスタチン（リバロ） CR(CYP3A)：不明 CR(CYP2C9)：不明		ロスバスタチン（クレストール） CR(CYP3A)：0.02 CR(CYP2C9)：0.17	
添付 文書	AUC 上昇比	添付 文書	AUC 上昇比	添付 文書	AUC 上昇比
―	（2.2倍）	―	不明	―	（1.0倍）
―	（1.9倍）	―	不明	―	（1.0倍）

HMG-CoA還元酵素阻害薬（スタチン）					
アトルバスタチン（リピトール）		ピタバスタチン（リバロ）		ロスバスタチン（クレストール）	
添付 文書	AUC 上昇比	添付 文書	AUC 上昇比	添付 文書	AUC 上昇比
注意	8.7～ 15倍	禁忌	4.6倍	禁忌	7.1倍

引用文献

1) Shitara Y et al：Pharmacokinetic and pharmacodynamic alterations of 3-hydroxy-3-methylglutaryl coenzyme A (HMG-CoA) reductase inhibitors：drug-drug interactions and interindividual differences in transporter and metabolic enzyme functions. Pharmacol Ther, 112 (1)：71-105, 2006

2) 日本動脈硬化学会　編：動脈硬化性疾患予防のための脂質異常症治療ガイド 2018年版. 2018

睡眠導入薬

睡眠導入薬の相互作用の概要

　不眠症の薬物治療では，現在，ベンゾジアゼピン（benzodiazepine；BZ）受容体作動薬であるBZ系睡眠薬，あるいはエスゾピクロンやゾルピデムのような非BZ系睡眠薬が用いられています（表1，p.108）。また，入眠障害に対しては，メラトニン受容体作動薬であるラメルテオンやオレキシン受容体拮抗薬のスボレキサント，レンボレキサントも用いられるようになりました。

　睡眠薬はCYPで代謝を受けるものが多く，相互作用に注意が必要です。特にトリアゾラムはCYP3Aの寄与が高く，CYP3Aの強力な阻害薬であるアゾール系抗真菌薬やHIVプロテアーゼ阻害薬などは併用禁忌とされています。

　睡眠導入薬の注意すべき副作用としては，もうろう状態，夢遊症状などの睡眠随伴症状などがあります。また，中途覚醒時などのふらつきや健忘症状が転倒などの事故につながるおそれがあります。これらの副作用には個人差がありますが，用量依存的に現れるので，その血中濃度を上昇させる薬剤との薬物動態的相互作用に注意が必要となります。また，その中枢抑制作用を増強させる薬剤との薬力学的相互作用にも注意が必要です（表2，p.112）。

　睡眠導入薬は主として肝臓で代謝されるため，その代謝酵

素を阻害する薬剤と併用することにより，代謝が抑制されて血中濃度が上昇することがあります。しかし，この血中濃度の上昇の程度や添付文書の記載，臨床報告の有無は，個々の阻害薬や睡眠導入薬の組み合わせによって異なります（表3〜5，p.116〜120）。

　ここでは，主としてCYPの阻害薬と睡眠導入薬の相互作用に関して，その血中濃度の上昇の程度の報告値あるいは予測値，添付文書の記載，PISCSの方法論に基づく注意レベル，相互作用回避の対応における注意点に関して述べます[1~3]。

睡眠導入薬の種類を変更する際の注意点

　相互作用を回避するために睡眠導入薬の種類の変更が必要な場合は，以下の点に注意が必要です。

・作用時間，作用特性の違いを考慮する（表1）
・超短時間型のBZ薬・非BZ薬では作用の発現が非常に速く，もうろう状態，夢遊症状や中途覚醒時の健忘症状などに特に注意が必要であり，添付文書の警告でも注意喚起されている（表1）
・ゾルピデムは，高齢者でのAUCが健康成人の5.1倍であったとの報告がある（表1）
・リルマザホンは腎不全の場合，通常の半量に減量すべきである（表1）

　睡眠薬は作用時間の違いから，超短時間型，短時間型，中間型，長時間型に分けられます。超短時間型は入眠障害が特徴の不眠に適しており，夜間覚醒時の追加投与においても比較的適します。しかし，特に作用時間の短い睡眠薬では，前向性健忘（服薬後から入眠まで，中途覚醒時，翌朝覚醒後の出来事の健忘）や服薬後のもうろう状態，反跳現象（中止時の著しい不眠など）を起こす場合があり，注意が必要です。この点からは，同じ AUC 上昇比でも短時間型より超短時間型の方が，リスクが高いかもしれません。

　一方で，ゾルピデムは ω_1 受容体選択的であるため比較的筋弛緩作用が弱く，脱力感や転倒のリスクが少ないことが期待されています[4]。しかし，臨床的にほかの睡眠薬と比較してふらつきや転倒が少ないことを示す確固とした報告はないようです。むしろ，ゾルピデムのほうが従来の BZ 系薬より股関節骨折のリスクが高かったとの報告や[5]，高齢者では AUC が健康成人の5.1倍であったとの報告もあることから[4]，その使用に関しても十分に注意を払うことが肝要です。

　また，リルマザホンは，健康成人男性に2mg投与した群と腎不全患者に1mgを投与した群の活性代謝物の血中濃度が同程度であることが報告されており，腎不全の場合には通常の半量に減量するなど注意が必要です。

　睡眠導入薬の代替薬とはなりがたいですが，中間型や長時間型の睡眠薬は，中途覚醒や早朝覚醒に適し，連日投与による日中の抗不安作用も期待できます。しかし，持ち越し効果による日中の眠気や転倒などに十分な注意を要します。

　メラトニン受容体作動薬は，体内時計に働きかけ体内環境を休息に適した状態にすることで自然な睡眠をもたらすことが期待されます。鎮静作用や筋弛緩作用を有さないため安全性の面では優れますが，抗不安作用がないため神経症的傾向の強い患者などへの効果は弱いと考えられます。なお，ラメルテオンは主にCYP1A2で代謝され，CYP1A2の強力な阻害薬であるフルボキサミンとの併用でAUCが92倍にも増大するため，フルボキサミンは併用禁忌となっています。一方でケトコナゾールとの併用でも1.8倍，フルコナゾールとの併用では2.5倍とCYP3AやCYP2C9の寄与もそれなりにあると考えられますが，その寄与の割合は各種相互作用試験の結果に一貫性がなく，明確ではありません。また，ラメルテオン自体，その薬理作用の濃度依存性も明確でないため，そのAUC変動による効果・副作用への影響も不明です。

　オレキシン受容体拮抗薬のスボレキサントとレンボレキサントは主にCYP3Aで代謝されるため，いずれもCYP3Aの阻害薬や誘導薬との相互作用について注意喚起がなされています。オレキシン受容体拮抗薬についても，そのAUC変動による効果・副作用への影響が懸念され，スボレキサントは一部の強力なCYP3A阻害作用のある薬剤が併用禁忌に設定されていますが，レンボレキサントについてはCYP3Aの中程度または強力な阻害薬の併用も可能となるような用量設定の開発がなされています（表3～5）。

　以上のことから，睡眠導入薬との相互作用をマネジメントする際には，各薬剤の特徴，併用薬の必要性，相互作用の臨床的リスク，添付文書の規制も含めた回避方法の現実性な

ど，さまざまなことを総合的に検討，評価して対応すること
が必要となります。

事例1　ボリコナゾールを服用中の患者にブロチゾラム

　私たちは実際に，医師より次のような相談を受けたことが
あります。「ボリコナゾールの投与を始めたい患者がいます
が，現在はトリアゾラムを服用しています。どの睡眠薬なら
大丈夫ですか？　ブロチゾラムはどうですか？」

　ボリコナゾールは，その抗真菌活性の特徴などから臨床上
使用が必要不可欠なことが多いアゾール系抗真菌薬です。し
かし，ボリコナゾールは代謝酵素CYP2C19，CYP2C9およ
びCYP3Aで代謝され，これらの酵素の阻害作用を有してい
ること，非線形動態を示すことなどから，相互作用を受ける
側としても与える側としてもチェックが非常に重要な薬剤で
す。

　実は，ボリコナゾールの発売時の添付文書ではトリアゾラ
ムは併用禁忌ではなく，BZ系薬としては類薬のミダゾラム
が併用注意として記載されていたのみでした。しかし，トリ
アゾラムの添付文書では，従来からアゾール系抗真菌薬を併
用禁忌として記載しており，これにはボリコナゾールも含ま
れることから，両剤の添付文書の記載に齟齬が生じていまし
た。この事例はそのような時期にあったものです。

　このような注意喚起の齟齬が生じた経緯の詳細は不明です
が，ボリコナゾールの *in vitro* 代謝阻害実験の結果では
CYP3A4の阻害のIC$_{50}$が$10.5\,\mu$Mと，ほかのアゾール系抗真

菌薬に比べて弱いものであったことが考慮されたのかもしれません[6]。しかし臨床試験では，CYP3Aの典型的な基質薬であるミダゾラムのAUCを約10倍に上昇させることが報告されており[7~8]，ボリコナゾールは*in vivo*では強力なCYP3Aの阻害作用を有しています。ボリコナゾールとトリアゾラムの相互作用の臨床試験は行われていませんが，トリアゾラムとの添付文書との整合性を保つためもあり，わが国において2007年に併用禁忌として記載されることとなりました。以上の経緯からこの措置は妥当と考えられます（表2）。

　本事例では，トリアゾラムとの代替薬としてゾルピデムを提案して処方変更となりましたが，実はこの時点でボリコナゾールとゾルピデムの併用の臨床報告も存在しませんでした。しかし，ゾルピデムはCYP3A以外にもCYP2C9，CYP1A2でも代謝される寄与があり，ほかのアゾール系抗真菌薬であるケトコナゾールやイトラコナゾールとの併用でも，そのAUCの上昇は2倍も上昇しないことが報告されていたことから[9~10]，代替薬として変更可能と判断しました。その後，ボリコナゾールとゾルピデムの相互作用試験が行われ，ゾルピデムのAUCが1.5倍に上昇することが報告され[11]，私たちの予測とよく一致した結果でした。この組み合わせは，現在の添付文書では併用注意として記載されていますが，その血中濃度上昇の程度は大きくなく，注意は必要ですが忍容性はあると考えられます。一方で，同様の睡眠導入薬であるブロチゾラムとの併用は添付文書に注意喚起の明確な記載はありませんが，ブロチゾラムはイトラコナゾールとの併用でAUCが5.1倍にも上昇していること[12]を考慮す

ると，ボリコナゾールとの併用でもその忍容性には疑問が生じます。したがって，本事例の場合のトリアゾラムの代替薬としては適切でないかもしれません（表3）。

なお，リルマザホンやロルメタゼパムも相互作用の影響は受けにくいと考えられ，代替薬の候補になります。もちろん，いずれの代替薬においても，変更した際には副作用だけでなく臨床効果を確認することも重要です。

事例2 **トリアゾラムを服用中の患者にクラリスロマイシン**

前述のとおり，睡眠導入薬の中でも特にトリアゾラムはCYP3Aの寄与が高く，CYP3Aの強力な阻害薬であるアゾール系抗真菌薬やHIVプロテアーゼ阻害薬は併用禁忌とされています。例えば，トリアゾラムとイトラコナゾールを併用投与した臨床試験では，トリアゾラム単独投与時に比べて最高血漿中濃度（C_{max}）は約3倍，AUCは約10〜30倍にも増大し，イトラコナゾールを併用した被験者のほとんどで，服用後数時間にわたって健忘を経験し，さらに次の日の朝まで倦怠感や錯乱などの症状を呈していたことが報告されています[13]。

それでは，CYP3Aの阻害作用を有するクラリスロマイシンとの相互作用はどうでしょうか。トリアゾラムの添付文書を見ると，併用注意として「エリスロマイシン，クラリスロマイシン，ジョサマイシン，シメチジン，ジルチアゼム，イマチニブメシル酸塩」の項目があり，その臨床症状として「本剤の血中濃度が上昇するおそれがある」と記載されてい

表1　睡眠導入薬の基本事項一覧（2020年7月現在）

	睡眠導入薬			
	トリアゾラム（ハルシオン）	ゾルピデム（マイスリー）	エスゾピクロン（ルネスタ）	ゾピクロン（アモバン）
分類	ベンゾジアゼピン系	非ベンゾジアゼピン系		
適応症	超短時間型			
	①不眠症②麻酔前投薬	不眠症	不眠症	①不眠症②麻酔前投薬
用法用量	①②1回0.25〜0.5mg	1回5〜10mg	1回2〜3mg	①②1回7.5〜10mg
制限量	高齢者は1回0.125〜0.25mg	高齢者は1回5mg〜1日10mgまで	高齢者は1回1〜2mg	10mgまで
使用上の注意に関する特記事項	［警告］本剤の服用後に，もうろう状態，睡眠随伴症状（夢遊症状等）があらわれることがある。また，入眠までの，あるいは中途覚醒時の出来事を記憶していないことがあるので注意すること			
	—	高齢者でAUC5.1倍，$t_{1/2}$2.2倍	高齢者でAUC1.3倍，$t_{1/2}$1.6倍	—
$t_{1/2}$(hr)	2.9	2.3	5.1	3.7
t_{max}(hr)	1.2	0.8	0.5〜2	0.7〜1.2
鎮静作用	強い	—	—	—
抗不安作用	あり	弱い	弱い	弱い
筋弛緩作用	あり	弱い	弱い	弱い
その他の特徴	—	ω_1選択性（催眠作用以外の作用が少ない）徐波睡眠の増加	徐波睡眠の増加依存性が少ない	徐波睡眠の増加依存性が少ない苦い
主な代謝・排泄経路	CYP3A	CYP3A・CYP2C9	—	—

睡眠導入薬		
ブロチゾラム (レンドルミン)	リルマザホン (リスミー)	ロルメタゼパム (ロラメット・エバミール)
ベンゾジアゼピン系		
短時間型		
①不眠症 ②麻酔前投薬	①不眠症 ②麻酔前投薬	不眠症
①1回0.25〜0.5mg ②手術前夜1回0.25mg, 　麻酔前1回0.5mg	①1回1〜2mg ②1回2mg	1回1〜2mg
—	高齢者は1回2mgまで	高齢者は1回2mgまで
—	腎不全患者で血中濃度 約2倍	—
7	10.5 (活性代謝物)	10
1〜1.5	3	2.2
—	—	—
あり	—	—
あり	—	—
CYP3A	カルボキシ エステラーゼ	グルクロン酸抱合

(次頁へ続く)

	睡眠導入薬		
	ラメルテオン (ロゼレム)	スボレキサント (ベルソムラ)	
分類	メラトニン受容体作動薬	オレキシン受容体拮抗薬	
適応症	—		
	不眠症	不眠症	
用法用量	1回8mg 食事と同時または食直後の服用は避けること	1回20mg 食事と同時または食直後の服用は避けること	
制限量	—	高齢者は1回15mg	
使用上の注意に関する特記事項	高齢者でAUC1.9倍，$t_{1/2}$1.7倍 高度な肝機能障害のある患者は禁忌	CYP3Aを阻害する薬剤を併用する場合は1回10mgへの減量を考慮	
$t_{1/2}$(hr)	0.94	10	
t_{max}(hr)	0.75	1-4	
鎮静作用	—	—	
抗不安作用	—	—	
筋弛緩作用	—	—	
その他の特徴	—	—	
主な代謝・排泄経路	CYP1A2	CYP3A	

睡眠導入薬
レンボレキサント (デエビゴ)
オレキシン受容体拮抗薬
―
不眠症
1回5mg 食事と同時または食直後の服用は避けること
1回10mg
CYP3Aを中程度または強力に阻害する薬剤と併用する場合は1回2.5mg 重度の肝機能障害のある患者は禁忌 中等度肝機能障害患者では，レンボレキサントの血漿中濃度が上昇するため，1日1回5mgを超えないこと
47.4
0.5-2
―
―
―
―
CYP3A

（各薬剤の医薬品添付文書などをもとに作成）

111

表2　BZ/非BZ薬の主な相互作用の添付文書の記載内容とその推定機序

| | 睡眠導入薬 | | | |
	トリアゾラム（ハルシオン）	ゾルピデム（マイスリー）	エスゾピクロン（ルネスタ）	
アゾール系抗真菌薬[CYP3Aの阻害による血中濃度上昇]（CYP2C9の阻害による血中濃度上昇）	併用禁忌	ー	併用注意（CYP3A阻害薬：イトラコナゾールなど）	
マクロライド系抗菌薬[CYP3Aの阻害による血中濃度上昇]	併用注意（エリスロマイシン，クラリスロマイシン，ジョサマイシン）	ー	併用注意（CYP3A阻害薬：イトラコナゾールなど）	
HIVプロテアーゼ阻害薬[CYP3Aの阻害による血中濃度上昇]	併用禁忌	ー	併用注意（CYP3A阻害薬：イトラコナゾールなど）	
エファビレンツ[CYP3Aの誘導による血中濃度低下]	併用禁忌	ー	併用注意（CYP3A誘導薬：リファンピシンなど）	
リファンピシン[CYPの誘導による血中濃度低下]	併用注意	併用注意	併用注意（CYP3A誘導薬：リファンピシンなど）	
シメチジン[CYPの阻害による血中濃度上昇]	併用注意	ー	併用注意（CYP3A阻害薬：イトラコナゾールなど）	
ジルチアゼム[CYPの阻害による血中濃度上昇]	併用注意	ー	併用注意（CYP3A阻害薬：イトラコナゾールなど）	
メシル酸イマチニブ[CYPの阻害による血中濃度上昇]	併用注意	ー	併用注意（CYP3A阻害薬：イトラコナゾールなど）	

(2020年7月現在)

睡眠導入薬			
ゾピクロン (アモバン)	ブロチゾラム (レンドルミン)	リルマザホン (リスミー)	ロルメタゼパム (ロラメット)
併用注意 (CYP3A阻害薬:エリスロマイシン, イトラコナゾールなど)	併用注意 (CYP3A阻害薬:イトラコナゾール, ミコナゾール, シメチジン)	―	―
併用注意 (CYP3A阻害薬:エリスロマイシン, イトラコナゾールなど)	併用注意 (CYP3A阻害薬:イトラコナゾール, ミコナゾール, シメチジン)	―	―
併用注意 (CYP3A阻害薬:エリスロマイシン, イトラコナゾールなど)	併用注意 (CYP3A阻害薬:イトラコナゾール, ミコナゾール, シメチジン)	―	―
併用注意 (CYP3A誘導薬:リファンピシンなど)	併用注意 (CYP3A誘導薬:リファンピシンなど)	―	―
併用注意 (CYP3A誘導薬:リファンピシンなど)	併用注意 (CYP3A誘導薬:リファンピシンなど)	―	―
併用注意 (CYP3A阻害薬:エリスロマイシン, イトラコナゾールなど)	併用注意 (CYP3A阻害薬:イトラコナゾール, ミコナゾール, シメチジン)	―	―
併用注意 (CYP3A阻害薬:エリスロマイシン, イトラコナゾールなど)	併用注意 (CYP3A阻害薬:イトラコナゾール, ミコナゾール, シメチジン)	―	―
併用注意 (CYP3A阻害薬:エリスロマイシン, イトラコナゾールなど)	併用注意 (CYP3A阻害薬:イトラコナゾール, ミコナゾール, シメチジン)	―	―

(次頁へ続く)

	睡眠導入薬			
	トリアゾラム （ハルシオン）	ゾルピデム （マイスリー）	エスゾピクロン （ルネスタ）	
アルコール 中枢神経抑制薬 [相互に中枢神経抑制作 用が増強する]	併用注意	併用注意	併用注意 ＋筋弛緩薬	
麻酔薬 [相加的に呼吸抑制され る可能性がある]	―	併用注意	併用注意	
モノアミン酸化酵素阻害 薬 [機序不明]	併用注意	―	―	

睡眠導入薬			
ゾピクロン (アモバン)	ブロチゾラム (レンドルミン)	リルマザホン (リスミー)	ロルメタゼパム (ロラメット)
併用注意 ＋筋弛緩薬	併用注意	併用注意	併用注意
併用注意	—	—	—
—	併用注意	併用注意	併用注意

表3　睡眠導入薬とアゾール系抗真菌薬の相互作用一覧（2020 年 7 月現在）

アゾール系抗真菌薬	睡眠導入薬							
	トリアゾラム（ハルシオン）CR(CYP3A)：0.93		ゾルピデム（マイスリー）CR(CYP3A)：0.40（一部CYP2C9）		エスゾピクロン（ルネスタ）ゾピクロン（アモバン）CR(CYP3A)：0.44		プロチゾラム（レンドルミン）CR(CYP3A)：0.85	
	添付文書	AUC上昇率	添付文書	AUC上昇率	添付文書	AUC上昇率	添付文書	AUC上昇率
ボリコナゾール（ブイフェンド）IR(CYP3A)：0.98 IR(CYP2C9)：0.51	禁忌	(11.3倍)	(注意)	1.5倍	注意	(1.8倍)	—	(6.0倍)
イトラコナゾール（イトリゾール）IR(CYP3A)：0.95	禁忌	27倍	—	1.3倍	注意	1.7倍	注意	5.1倍
ミコナゾール（フロリード）IR(CYP3A)：強い IR(CYP2C9)：0.91	禁忌	(5.8倍)	—	(1.5倍<)	注意	(1.6倍)	注意	(4.1倍)
フルコナゾール（ジフルカン）IR(CYP3A)：0.79 IR(CYP2C9)：0.69	禁忌	4.4倍		1.3倍	注意	(1.5倍)	—	(3.0倍)
ポサコナゾール（ノクサフィル）IR(CYP3A)：0.87	注意	(5.3倍)	注意	(1.5倍)	注意	(1.6倍)	注意	(3.8倍)
ラブコナゾール（ネイリン）IR(CYP3A)：0.73	注意	(3.1倍)	注意	(1.4倍)	注意	(1.5倍)	注意	(2.6倍)

＊1　イトラコナゾール，クラリスロマイシン，エリスロマイシン，フルコナゾール，ベラパミルなど

＊2　ジルチアゼム，ベラパミル，フルコナゾールなど

■×AUC 4倍以上　□！AUC 1.5〜4倍　▲AUC 1.5倍未満

※オレキシン受容体拮抗薬（スボレキサント，レンボレキサント）は別途薬剤ごとに注意喚起の色分けを検討した。

「—」は添付文書に記載なし。「添付文書」欄のカッコ内は阻害薬の添付文書のみの記載。「AUC上昇比」欄のカッコ内は予測値。

枠内の色は，予測されるAUC上昇比から評価される注意喚起の程度を示す（ただし，現状の添付文書の注意喚起の方が厳しい場合は添付文書の記載も重視すること）。

睡眠導入薬							
リルマザホン (リスミー) CR(CYP3A): 非常に低い		ロルメタゼパム (ロラメット) CR(CYP3A): ほとんどない		スボレキサント (ベルソムラ) CR(CYP3A):0.64		レンボレキサント (デエビゴ) CR(CYP3A):0.77	
添付 文書	AUC 上昇率	添付 文書	AUC 上昇率	添付 文書	AUC 上昇率	添付 文書	AUC 上昇率
―	(1.4倍)	―	(1.0倍)	禁忌	(2.7倍)	注意 CYP3Aを阻害 する薬剤*1	(4.1倍)
―	(1.4倍)	―	(1.0倍)	禁忌	(2.6倍)	注意 CYP3Aを阻害 する薬剤*1	3.7倍
―	(1.3倍)	―	(1.0倍)	注意 CYP3Aを 阻害する 薬剤*2	(2.3倍)	注意 CYP3Aを阻害 する薬剤*1	(3.2倍)
―	(1.3倍)	―	(1.0倍)	注意 CYP3Aを 阻害する 薬剤*2	(2.0倍)	注意 CYP3Aを阻害 する薬剤*1	4.2倍
―	(1.3倍)	―	(1.0倍)	―	(2.3倍)	注意 CYP3Aを阻害 する薬剤*1	(3.0倍)
―	(1.2倍)	―	(1.0倍)	―	(1.9倍)	注意 CYP3Aを阻害 する薬剤*1	(2.3倍)

表4　睡眠導入薬とマクロライド系抗菌薬の相互作用一覧（2020年7月現在）

マクロライド系抗菌薬	睡眠導入薬							
	トリアゾラム（ハルシオン）CR(CYP3A)：0.93		ゾルピデム（マイスリー）CR(CYP3A)：0.40（一部CYP2C9）		エスゾピクロン（ルネスタ）ゾピクロン（アモバン）CR(CYP3A)：0.44		ブロチゾラム（レンドルミン）CR(CYP3A)：0.85	
	添付文書	AUC上昇率	添付文書	AUC上昇率	添付文書	AUC上昇率	添付文書	AUC上昇率
クラリスロマイシン（クラリス）IR(CYP3A)：0.88	注意	5.1倍	―	(1.5倍)	注意	(1.6倍)	―	(4.0倍)
エリスロマイシン（エリスロシン）IR(CYP3A)：0.82	注意	2.1倍〜3.7倍	―	(1.5倍)	注意	(1.6倍)	―	(3.3倍)
ロキシスロマイシン（ルリッド）IR(CYP3A)：0.35	―	(1.5倍)	―	(1.2倍)	―	(1.2倍)	―	(1.4倍)
アジスロマイシン（ジスロマック）IR(CYP3A)：0.11	―	1.0倍	―	(1.1倍)	―	(1.1倍)	―	(1.1倍)

＊1　イトラコナゾール，クラリスロマイシン，エリスロマイシン，フルコナゾール，ベラパミルなど
＊2　ジルチアゼム，ベラパミル，フルコナゾールなど
◻ ×AUC 4倍以上　　◻ ！AUC 1.5〜4倍　　◻ ▲AUC 1.5倍未満
※オレキシン受容体拮抗薬（スボレキサント，レンボレキサント）は別途薬剤ごとに注意喚起の色分けを検討した。
「―」は添付文書に記載なし。「添付文書」欄のカッコ内は阻害薬の添付文書のみの記載。「AUC上昇比」欄のカッコ内は予測値。
枠内の色は，予測されるAUC上昇比から評価される注意喚起の程度を示す（ただし，現状の添付文書の注意喚起の方が厳しい場合は添付文書の記載も重視すること）。

| 睡眠導入薬 | | | | | | | |
| リルマザホン (リスミー) CR(CYP3A)：非常に低い | | ロルメタゼパム (ロラメット) CR(CYP3A)：ほとんどない | | スボレキサント (ベルソムラ) CR(CYP3A)：0.64 | | レンボレキサント (デエビゴ) CR(CYP3A)：0.77 | |
添付文書	AUC上昇率	添付文書	AUC上昇率	添付文書	AUC上昇率	添付文書	AUC上昇率
—	(1.3倍)	—	(1.0倍)	禁忌	(2.3倍)	注意 CYP3Aを阻害する薬剤*1	(3.1倍)
—	(1.3倍)	—	(1.0倍)	注意 CYP3Aを阻害する薬剤*2	(2.1倍)	注意 CYP3Aを阻害する薬剤*1	(2.7倍)
—	(1.1倍)	—	(1.0倍)	—	(1.3倍)	—	(1.4倍)
—	(1.0倍)	—	(1.0倍)	—	(1.1倍)	—	(1.1倍)

表5　睡眠導入薬とジルチアゼムおよびベラパミルとの相互作用一覧

カルシウム拮抗薬	睡眠導入薬							
	トリアゾラム（ハルシオン）CR(CYP3A)：0.93		ゾルピデム（マイスリー）CR(CYP3A)：0.40（一部CYP2C9）		エスゾピクロン（ルネスタ）ゾピクロン（アモバン）CR(CYP3A)：0.44		ブロチゾラム（レンドルミン）CR(CYP3A)：0.85	
	添付文書	AUC上昇率	添付文書	AUC上昇率	添付文書	AUC上昇率	添付文書	AUC上昇率
ジルチアゼム（ヘルベッサー）IR(CYP3A)：0.80	注意	2.3倍～3.4倍	―	(1.5倍)	―	(1.5倍)	―	(3.1倍)
ベラパミル（ワソラン）IR(CYP3A)：0.71	―	(2.9倍)	―	(1.4倍)	―	(1.5倍)	―	(2.5倍)

＊1　ジルチアゼム，ベラパミル，フルコナゾールなど
＊2　イトラコナゾール，クラリスロマイシン，エリスロマイシン，フルコナゾール，ベラパミルなど

☐ !AUC 1.5〜4倍　　▨ ▲ AUC 1.5倍未満

※オレキシン受容体拮抗薬（スボレキサント，レンボレキサント）は別途薬剤ごとに注意喚起の色分けを検討した。

「―」は添付文書に記載なし。「添付文書」欄のカッコ内は阻害薬の添付文書のみの記載。「AUC上昇比」欄のカッコ内は予測値。

枠内の色は，予測されるAUC上昇比から評価される注意喚起の程度を示す（ただし，現状の添付文書の注意喚起の方が厳しい場合は添付文書の記載も重視すること）。

（2020年7月現在）

睡眠導入薬							
リルマザホン （リスミー） CR(CYP3A)：非 常に低い		ロルメタゼパム （ロラメット） CR(CYP3A)：ほ とんどない		スボレキサント （ベルソムラ） CR(CYP3A)：0.64		レンボレキサント （デエビゴ） CR(CYP3A)：0.77	
添付 文書	AUC 上昇率	添付 文書	AUC 上昇率	添付 文書	AUC 上昇率	添付 文書	AUC 上昇率
—	(1.3倍)	—	(1.0倍)	注意 CYP3Aを阻 害する薬剤[*1]	2.1倍	注意 CYP3Aを阻 害する薬剤[*2]	(2.6倍)
—	(1.3倍)	—	(1.0倍)	注意 CYP3Aを阻 害する薬剤[*1]	(1.8倍)	注意 CYP3Aを阻 害する薬剤[*2]	(2.2倍)

ます。しかし，その程度に関してはいずれの薬剤も記載されていません。注意をするからにはその程度を定量的に評価して，その対応を検討することが大切です。例えば約2倍に上昇するのであれば，半量から開始したうえで注意深く経過観察するといった対応が考えられます。しかし，5倍に上昇するのであれば，相互作用の程度がより小さく安全性が高いと考えられる同効薬に変更するほうが合理的でしょう。クラリスロマイシンの場合は，トリアゾラムとの相互作用試験でAUCが5.1倍に上昇したとの報告があるので[14]併用注意ですが，可能な限り併用は避けることが，多くの場合妥当であると考えられます（表4）。

治療のゴールを目指して

　ここでは，睡眠導入薬の相互作用とそのマネジメントについて概説しました。不眠症とは，適切な時間帯に床で過ごす時間が確保されているにもかかわらず，夜間に入眠困難，中途覚醒，早朝覚醒，熟眠困難などがあり，これによって日中に生活の質（QOL）の低下がみられる場合をいいます。したがって，不眠症の治療は睡眠を改善することで，不眠による日中のQOLの低下を改善することが治療のゴールとなります。睡眠導入薬はさまざまな疾患の患者に使われるため，薬剤師は他診療科からの処方薬も含めた相互作用チェックなど，診療科横断的に睡眠薬の適正使用に積極的に関わることによって，不眠症の治療ゴールへの道を支援することが重要となります。

引用文献

1) Ohno Y et al：General framework for the quantitative prediction of CYP3A4-mediated oral drug interactions based on the AUC increase by coadministration of standard drugs. Clin Pharmacokinet, 46(8)：681-696, 2007

2) Ohno Y et al：General framework for the prediction of oral drug interactions caused by CYP3A4 induction from *in vivo* information. Clin Pharmacokinet, 47(10)：669-680, 2008

3) Hisaka A et al：A proposal for a pharmacokinetic interaction significance classification system（PISCS）based on predicted drug exposure changes and its potential application to alert classifications in product labelling. Clin Pharmacokinet, 48 (10)：653-666, 2009

4) アステラス製薬株式会社：マイスリー錠，医薬品添付文書，2019年7月改訂（第28版）

5) Wang PS et al：Zolpidem use and hip fractures in older people. J Am Geriatr Soc, 49(12)：1685-1690, 2001

6) Niwa T et al：Effect of antifungal drugs on cytochrome P450 (CYP) 2C9, CYP2C19, and CYP3A4 activities in human liver microsomes. Biol Pharm Bull, 28(9)：1805-1808, 2005

7) Saari TI et al：Effect of voriconazole on the pharmacokinetics and pharmacodynamics of intravenous and oral midazolam. Clin Pharmacol Ther, 79(4)：362-370, 2006

8) Marty FM et al：Voriconazole and sirolimus coadministration after allogeneic hematopoietic stem cell transplantation. Biol Blood Marrow Transplant, 12(5)：552-559, 2006

9) Greenblatt DJ et al：Kinetic and dynamic interaction study of zolpidem with ketoconazole, itraconazole, and fluconazole. Clin Pharmacol Ther, 64(6)：661-671, 1998

10) Luurila H et al：Effect of itraconazole on the pharmacokinetics and pharmacodynamics of zolpidem. Eur J Clin Pharmacol, 54 (2)：163-166, 1998

11) Saari TI et al：Effect of voriconazole on the pharmacokinetics

and pharmacodynamics of zolpidem in healthy subjects. Br J Clin Pharmacol, 63(1)：116-120, 2007

12) Osanai T et al：Effect of itraconazole on the pharmacokinetics and pharmacodynamics of a single oral dose of brotizolam. Br J Clin Pharmacol, 58(5)：476-481, 2004

13) Varhe A et al：Oral triazolam is potentially hazardous to patients receiving systemic antimycotics ketoconazole or itraconazole. Clin Pharmacol Ther, 56(6 Pt 1)：601-607, 1994

14) Greenblatt DJ et al：Inhibition of triazolam clearance by macrolide antimicrobial agents：*in vitro* correlates and dynamic consequences. Clin Pharmacol Ther, 64(3)：278-285, 1998

免疫抑制薬

はじめに

　臓器移植後の拒絶反応や，造血幹細胞移植後の移植片対宿主病（graft-versus-host disease；GVHD）を抑制するために，免疫抑制薬としてタクロリムスやシクロスポリンといったカルシニューリン阻害薬が投与されます。カルシニューリン阻害薬は移植のみならず，さまざまな自己免疫性疾患に対しても投与される薬剤です。これらの薬物は主にCYP3Aで代謝されます。また，心移植や腎移植においては，これらのカルシニューリン阻害薬に加えてエベロリムスを併用することがありますが，エベロリムスも主にCYP3Aで代謝されます（表1，p.130）。したがって，これらの免疫抑制薬使用時にはCYP3Aに関連した相互作用に注意が必要です。免疫抑制療法下では，抗菌薬，抗真菌薬，抗ウイルス薬などを用いた感染症の予防や治療が行われ，それらの薬物との相互作用には特に注意を要します。しかし，相互作用の程度を考慮した免疫抑制薬の投与量調整のための情報は決して十分ではありません。またシクロスポリンは，トランスポーターを阻害することによる併用薬に対する相互作用についても十分に注意する必要があります。

免疫抑制薬の相互作用の概要

　タクロリムスやシクロスポリンの注意すべき副作用とし
て，腎障害，中枢神経障害，肝障害，耐糖能異常，感染症な
どがあります。これらの副作用には個人差がありますが，用
量依存的に現れることが多いので，その血中濃度を上昇させ
る薬剤との相互作用に注意が必要になります。また，高カリ
ウム血症や腎障害を誘発する薬剤との相互作用などにも注意
が必要になります。タクロリムスとシクロスポリンの副作用
は類似している点が多いですが，タクロリムスでは神経障
害，高血糖，消化管障害などが，シクロスポリンにおいては
高血圧の発現頻度が比較的高いとされています。また，多毛
と歯肉増殖はシクロスポリン特有の副作用になります（表2,
p.132）[1]。

　免疫抑制薬は主として小腸および肝臓のCYP3Aで代謝さ
れるため，その代謝酵素を阻害する薬剤と併用することによ
り，代謝が抑制されて血中濃度が上昇することがあります。
しかし，この血中濃度の上昇の程度や添付文書の記載，臨床
報告の有無は，個々の阻害薬や免疫抑制薬の組み合わせに
よって異なります（表3～6, p.132 ～ 140）。

　ここでは，主としてCYPの阻害薬と免疫抑制薬（タクロ
リムス，シクロスポリン，エベロリムス）の相互作用に関し
て，その血中濃度の上昇の程度の報告値あるいは予測値，添
付文書の記載，PISCSの方法論に基づく注意レベル，相互作
用回避の対応における注意点に関して紹介します[2~4]。な
お，これらの免疫抑制薬はP糖蛋白質の基質でもあると考え

られています。また，タクロリムスに関してはCYP3A5による代謝の寄与もあります。しかし，CYP3Aの阻害薬はCYP3A5に対する阻害作用も有していることが多く，その阻害強度の差は明確でないものがほとんどであることから，ここではCYP3Aを介した相互作用として解説します。ただし，表における相互作用の程度は経口剤での報告値や予測値であり，注射剤（タクロリムスおよびシクロスポリン）の場合は小腸を含めた初回通過効果への影響がない分，相互作用の程度は小さくなることに注意が必要です。また，いずれの薬剤もバイオアベイラビリティに大きな個人差があり，例えばタクロリムスでは15〜80％とされています。したがって，相互作用の影響の程度も個人差が大きいことに留意する必要があります。さらに実臨床においては，ほかの併用薬の影響などもあるため，一概にこの表で示した程度が当てはまるわけではないことにご留意ください。また，タクロリムスに関しては徐放性カプセルでの相互作用の程度が，従来のカプセル剤とどの程度異なるかは今後のさらなる検討が必要かもしれません。

　シクロスポリンについては，本章のスタチンの相互作用でも述べましたが，シクロスポリンのOATPの阻害作用による相互作用についても注意を払うことが必要です。

相互作用のマネジメントの際の注意点

　これらの免疫抑制薬は適応症が異なる点があることや，タクロリムスとシクロスポリンでは相互作用の程度は大きく変

わらないこと，エベロリムスに関してはカルシニューリン阻害薬と併用して使用されることが多いことなどから，相互作用の回避やマネジメントのために免疫抑制薬の種類を変更することは一般的ではありません。また，併用する抗菌薬なども，多くの場合必要性が高いと判断されて選択されている薬剤のため，それらを変更するよりは，免疫抑制薬の血中濃度をモニターしながらその用量を調整して対処することが一般的となります。そのため，相互作用の影響を考慮しながら血中濃度モニターや投与量調整を検討する必要がありますので，相互作用による血中濃度変動の程度を，確認あるいは予測するなどの評価が重要となります。

タクロリムスを服用中の患者における アゾール系抗真菌薬の併用

　臓器移植後の真菌感染症は日和見感染症として発症することが多く，時に致死的であるため，その予防や治療は極めて重要です。予防や治療に関して確立されたものがなく，移植の種類や施設ごとに異なる対応がされているのが現状だと思います。しかし，かつては根治困難であったアスペルギルス症やクリプトコックス症に対しても有用な薬剤が開発され，これらの薬剤と免疫抑制薬との相互作用を上手にマネジメントすることが重要となります。

　私たちの解析では，各アゾール系抗真菌薬を経口投与時の CYP3A の阻害率IR（CYP3A）の強さは，ボリコナゾール（0.98）≧イトラコナゾール（0.95）≧ミコナゾール（0.9程度）＞フルコナゾール（0.79）となっています（表4）。これらの

阻害強度や相互作用への影響は，阻害薬の投与量や阻害薬あるいは免疫抑制薬の投与経路（一般に静脈内投与に比べて経口投与の方が阻害作用あるいは被阻害が強い），すでに併用しているほかの薬剤の影響などを受けますが，阻害強度の順位においてはおおむね同様の報告が得られています[5~6]。ただし，ボリコナゾールのシクロスポリンに対する影響については，私たちの予測ほど大きな影響を受けていない報告もあり（表4）[7~8]，これは各アゾール系抗真菌薬と免疫抑制薬のCYPの基質認識部位の違いや，P糖蛋白質やCYP3A5の阻害や寄与の違いなどが影響しているのかもしれませんが，詳細は明らかでありません。また，ボリコナゾールは主にCYP2C19で代謝されることから，CYP2C19の遺伝子多型などの影響により相互作用の程度も影響を受けると考えられます[9]。

シクロスポリンのトランスポーター阻害による相互作用

シクロスポリンはOATP1B1および1B3の阻害作用を有する点から，併用薬に及ぼす影響についても注意が必要となります。これらのOATPは，主に酸性で比較的脂溶性の高い薬物の血液中から肝細胞内への輸送に関わっています。特にスタチンとの相互作用は重要ですので，本章の1でも掲載したスタチンとシクロスポリンの相互作用一覧を再度示しました（表7，p.140）。また，スタチン以外では，脂質異常症治療薬のエゼチミブ，糖尿病薬のレパグリニドなどがシクロスポリンの併用によりAUCが2~3倍程度上昇することが報告

表1　免疫抑制薬の基本事項一覧（2020年7月現在）

	免疫抑制薬	
	タクロリムス （プログラフ，グラセプター）	
適応症	[共通] ①腎・肝・心・肺・膵・小腸移植時拒絶反応抑制 ②骨髄移植時拒絶反応・移植片対宿主病抑制 [プログラフ顆粒・カプセル0.5mg，1mgのみ] ③重症筋無力症 [プログラフカプセル0.5mg，1mgのみ] ④関節リウマチ（既存治療で効果不十分な場合に限る） ⑤ループス腎炎（ステロイド剤の投与が効果不十分，又は副作用により困難な場合） ⑥多発性筋炎・皮膚筋炎に合併する間質性肺炎 [プログラフカプセル0.5mg，1mg，5mgのみ] ⑦難治性（ステロイド抵抗性，ステロイド依存性）の活動期潰瘍性大腸炎 （中等症～重症に限る）	
「禁忌」に関する 特記事項	・シクロスポリン又はボセンタン投与中の患者 ・カリウム保持性利尿剤投与中の患者	
「重要な基本的注意」 および「特定の背景 を有する患者に関す る注意」に関する 特記事項	腎障害，高カリウム血症，高血糖・尿糖等の膵機能障害，心不全，不整脈，心筋梗塞，狭心症，心筋障害，高血圧，感染症の発現，B型肝炎ウイルスの再活性化やC型肝炎の悪化などについて注意喚起されている	
主な代謝・排泄経路	CYP3A	

免疫抑制薬	
シクロスポリン (ネオーラル)	エベロリムス (サーティカン)
①腎・肝・心・肺・膵・小腸移植時拒絶反応抑制 ②骨髄移植時拒絶反応・移植片対宿主病抑制 ③ベーチェット病(眼症状のある場合),およびその他の非感染性ぶどう膜炎(既存治療で効果不十分であり,視力低下のおそれのある活動性の中間部または後部の非感染性ぶどう膜炎に限る) ④尋常性乾癬(皮疹が全身の30%以上に及ぶものあるいは難治性の場合),膿疱性乾癬,乾癬性紅皮症,関節症性乾癬 ⑤再生不良性貧血(重症),赤芽球癆 ⑥ネフローゼ症候群(頻回再発型あるいはステロイドに抵抗性を示す場合) ⑦全身型重症筋無力症(胸腺摘出後の治療において,ステロイド剤の投与が効果不十分,又は副作用により困難な場合) ⑧アトピー性皮膚炎(既存治療で十分な効果が得られない場合)	心・腎・肝移植時拒絶反応抑制
・タクロリムス(外用剤を除く),ピタバスタチン,ロスバスタチン,ボセンタン,アリスキレン,アスナプレビル,バニプレビル,グラゾプレビル,ペマフィブラートを投与中の患者 ・肝臓又は腎臓に障害のある患者で,コルヒチンを服用中の患者	・妊婦又は妊娠している可能性のある婦人 ・シロリムス又はシロリムス誘導体に対し過敏症の既往歴のある患者
血中濃度の測定について,腎・肝・膵機能障害等の副作用,感染症の発現,全身痙攣・意識障害・失見当識・錯乱・運動麻痺・小脳性運動失調・視覚障害・視神経乳頭浮腫・不眠等の脳症,B型肝炎ウイルスの再活性化やC型肝炎の悪化などについて注意喚起されている	シクロスポリンの腎毒性を増強するおそれ,シクロスポリンの併用によるバイオアベイラビリティの増加,高脂血症,感染症の発現,B型肝炎ウイルスの再活性化やC型肝炎の悪化などについて注意喚起されている
CYP3A	CYP3A

(各薬剤の医薬品添付文書などをもとに作成)

表2　タクロリムスおよびシクロスポリンの副作用の比較

	タクロリムス	シクロスポリン
神経障害	＋＋	＋
腎障害	＋	＋
高血糖	＋＋	＋
高血圧	＋＋	＋＋＋
高脂血症	－	＋＋
消化管障害	＋	－
多毛	－	＋
歯肉肥厚	－	＋
脱毛	＋	－
貧血	＋	－

＋＋＋高頻度，＋＋中頻度，＋低頻度

〔Winkler M, et al：Drug Saf, 12(5)：348-357, 1995 より引用〕

表3　免疫抑制薬の相互作用の添付文書の主な記載内容とその推定機序

併用薬	免疫抑制薬	
	カルシニューリン阻害薬	
	タクロリムス （プログラフ，グラセプター）	
シクロスポリン，タクロリムス [CYP3Aの競合による血中濃度上昇]	併用禁忌	
ボセンタン [CYP3Aの誘導による血中濃度低下] [ボセンタンのCYP3Aによる代謝および肝への取り込みが阻害（シクロスポリンの場合）され血中濃度上昇]	併用禁忌	
カリウム保持性利尿薬 [高カリウム血症の発現]	併用禁忌	
ピタバスタチン，ロスバスタチン [これらのスタチンの肝への取り込みが阻害（シクロスポリンの場合）され血中濃度上昇]	－	

（2020年7月現在，一部抜粋）

免疫抑制薬		
カルシニューリン阻害薬	mTOR阻害薬	
シクロスポリン （ネオーラル）	エベロリムス （サーティカン）	
併用禁忌	（シクロスポリンは併用注意）	
併用禁忌	―	
併用注意	―	
併用禁忌	―	

（次頁へ続く）

併用薬	免疫抑制薬	
	カルシニューリン阻害薬	
	タクロリムス (プログラフ, グラセプター)	
アリスキレン [P糖蛋白質の阻害によるアリスキレンの血中濃度上昇]	—	
アゾール系抗真菌薬 [CYP3Aの阻害による血中濃度上昇]	併用注意	
マクロライド系抗菌薬 [CYP3Aの阻害による血中濃度上昇]	(エリスロマイシン, ジョサマイシン, クラリスロマイシンは併用注意)	
HIVプロテアーゼ阻害薬 HCVプロテアーゼ阻害薬 (テラプレビル) [CYP3Aの阻害による血中濃度上昇]	併用注意	
ジゴキシン [P糖蛋白質の阻害によるジゴキシンの血中濃度上昇]	—	
グレープフルーツ [CYP3Aの阻害による血中濃度上昇]	併用注意	
カルシウム拮抗薬 [CYP3Aの阻害による血中濃度上昇]	併用注意	
オメプラゾール, ランソプラゾール [CYP3Aの阻害による血中濃度上昇]	併用注意	
腎毒性のある薬剤 (アムホテリシンB, アミノ糖系抗菌薬, スルファメトキサゾール・トリメトプリム, NSAIDs) [腎毒性が相互に増強される]	併用注意	
カルバマゼピン, フェノバルビタール, フェニトイン [CYP3Aの誘導による血中濃度低下]	併用注意	
リファンピシン [CYPの誘導による血中濃度低下]	併用注意	

免疫抑制薬		
カルシニューリン阻害薬		mTOR阻害薬
	シクロスポリン (ネオーラル)	エベロリムス (サーティカン)
	併用禁忌	—
	併用注意	併用注意
	併用注意	併用注意
	併用注意	併用注意
	併用注意	—
	併用注意	併用注意
	併用注意	併用注意
	—	—
	併用注意	—
	併用注意	併用注意
	併用注意	併用注意

表4　免疫抑制薬とアゾール系抗真菌薬の相互作用一覧

アゾール系抗真菌薬	免疫抑制薬		
	タクロリムス （プログラフ，グラセプター） CR(CYP3A)：0.66		
	添付文書	AUC 上昇比	
ボリコナゾール （ブイフェンド） IR(CYP3A)：0.98 IR(CYP2C9)：0.51	注意	3.2 倍	
イトラコナゾール （イトリゾール） IR(CYP3A)：0.95	注意	3.3 倍	
ミコナゾール （フロリード） IR(CYP3A)：強い IR(CYP2C9)：0.91	注意	(2.4 倍)	
フルコナゾール （ジフルカン） IR(CYP3A)：0.79 IR(CYP2C9)：0.69	注意	(2.1 倍)	
ポサコナゾール （ノクサフィル） IR(CYP3A)：0.87	注意	4.6 倍	
ラブコナゾール （ネイリン） IR(CYP3A)：0.73	注意	(2.1 倍)	

■ !!! AUC 10 倍以上　□ ! AUC 1.5～10 倍

「AUC 上昇比」欄のカッコ内は予測値。

枠内の色は，予測される AUC 上昇比から評価される注意喚起の程度を示す（ただし，現状の添付文書の注意喚起の方が厳しい場合は添付文書の記載も重視すること）。

※シクロスポリンの用量は最大で29％減量が必要であったとの報告（n＝4）

（2020年7月現在）

免疫抑制薬			
シクロスポリン （ネオーラル） CR(CYP3A)：0.80		エベロリムス （サーティカン） CR(CYP3A)：0.95	
添付文書	AUC 上昇比	添付文書	AUC 上昇比
注意	1.7倍	注意	（14.5倍）
注意	（4.2倍）	注意	（10.3倍）
注意	（3.5倍）	注意	（6.9倍）
注意	1.8倍	注意	（4.0倍）
注意	（3.0倍）※	注意	（5.8倍）
注意	（2.4倍）	注意	（3.3倍）

表5　免疫抑制薬とマクロライド系抗菌薬の相互作用一覧

マクロライド系抗菌薬	免疫抑制薬		
	タクロリムス （プログラフ，グラセプター） CR(CYP3A)：0.66		
	添付文書	AUC上昇比	
クラリスロマイシン （クラリス） IR(CYP3A)：0.88	注意	（2.4倍）	
エリスロマイシン （エリスロシン） IR(CYP3A)：0.82	注意	（2.2倍）	
ロキシスロマイシン （ルリッド） IR(CYP3A)：0.35	―	（1.3倍）	
アジスロマイシン （ジスロマック） IR(CYP3A)：0.11	―	（1.1倍）	

☐ ！AUC 1.5～10倍　　■ ▲AUC 1.5倍未満

「AUC上昇比」欄のカッコ内は予測値。

枠内の色は，予測されるAUC上昇比から評価される注意喚起の程度を示す（ただし，現状の添付文書の注意喚起の方が厳しい場合は添付文書の記載も重視すること）。

（2020年7月現在）

免疫抑制薬				
	シクロスポリン （ネオーラル） CR(CYP3A)：0.80		エベロリムス （サーティカン） CR(CYP3A)：0.95	
	添付文書	AUC上昇比	添付文書	AUC上昇比
	注意	（3.4倍）	注意	（6.1倍）
	注意	2.2倍	注意	4.4倍
	注意	（1.4倍）	注意	（1.5倍）
	注意	1.0倍	注意	（1.1倍）

表6　免疫抑制薬とジルチアゼムおよびベラパミルとの相互作用一覧

カルシウム拮抗薬	免疫抑制薬		
	タクロリムス（プログラフ，グラセプター）CR(CYP3A)：0.66		
	添付文書	AUC 上昇比	
ジルチアゼム（ヘルベッサー）IR(CYP3A)：0.80	注意	(2.1倍)	
ベラパミル（ワソラン）IR(CYP3A)：0.71	注意	(1.9倍)	

☐ ！AUC 1.5 倍以上
「AUC 上昇比」欄のカッコ内は予測値。
枠内の色は，予測される AUC 上昇比から評価される注意喚起の程度を示す（ただし，現状の添付文書の注意喚起の方が厳しい場合は添付文書の記載も重視すること）。

表7　シクロスポリンとスタチンとの相互作用一覧（2020年7月現在）

免疫抑制薬	HMG-CoA 還元酵素阻害薬（スタチン）					
	プラバスタチン（メバロチン）		シンバスタチン（リポバス）		フルバスタチン（ローコール）	
	添付文書	AUC上昇比	添付文書	AUC上昇比	添付文書	AUC上昇比
シクロスポリン（ネオーラル，サンディミュン）	注意	5〜23倍	注意	2.5倍	注意	1.9〜3倍

☐ ✕ AUC 7 倍以上　☐ ！AUC 2〜7 倍
枠内の色は，予測される AUC 上昇比から評価される注意喚起の程度を示す（ただし，現状の添付文書の注意喚起の方が厳しい場合は添付文書の記載も重視すること）。

（2020年7月現在）

免疫抑制薬			
シクロスポリン （ネオーラル） CR(CYP3A)：0.80		エベロリムス （サーティカン） CR(CYP3A)：0.95	
添付文書	AUC上昇比	添付文書	AUC上昇比
注意	1.6倍	注意	(4.8倍)
注意	(2.3倍)	注意	3.5倍

HMG-CoA還元酵素阻害薬（スタチン）					
アトルバスタチン （リピトール）		ピタバスタチン （リバロ）		ロスバスタチン （クレストール）	
添付 文書	AUC 上昇比	添付 文書	AUC 上昇比	添付 文書	AUC 上昇比
注意	8.7～ 15倍	禁忌	4.6倍	禁忌	7.1倍

されているため，臨床的にも注意が必要であり，その相互作用の機序としてこれらのOATPの阻害作用が寄与していると考えられています。さらに，シクロスポリンはP糖蛋白質の阻害作用が比較的強いと考えられており，例えばレニン阻害薬のアリスキレンのAUCを約5倍上昇させることから，アリスキレンとの併用は禁忌とされています（表3）。

薬剤師の役割

　ここでは，免疫抑制薬であるタクロリムス，シクロスポリン，エベロリムスの相互作用とそのマネジメントについて概説しました。現在までの移植医療の進歩には，術式の進歩だけでなく免疫抑制薬や抗菌薬を中心とした術後管理の進歩も大いに貢献してきたといえます。また，これらの免疫抑制薬は，さまざまな自己免疫性疾患の治療にも用いられる非常に重要な位置づけとなる薬剤です。しかし，免疫抑制薬を使うにあたっては，その薬物間相互作用のマネジメントが非常に重要となります。そのマネジメントに薬剤師が積極的に関わることによって，免疫抑制薬の適正使用ひいては移植医療や自己免疫性疾患の治療を支援することが可能になると考えます。

引用文献

1) Winkler M et al：A risk-benefit assessment of tacrolimus in transplantation. Drug Saf, 12(5)：348-357, 1995

2) Ohno Y et al：General framework for the quantitative

prediction of CYP3A4-mediated oral drug interactions based on the AUC increase by coadministration of standard drugs. Clin Pharmacokinet, 46(8)：681-696, 2007

3) Ohno Y et al：General framework for the prediction of oral drug interactions caused by CYP3A4 induction from *in vivo* information. Clin Pharmacokinet, 47(10)：669-680, 2008

4) Hisaka A et al：A proposal for a pharmacokinetic interaction significance classification system（PISCS）based on predicted drug exposure changes and its potential application to alert classifications in product labelling. Clin Pharmacokinet, 48(10)：653-666, 2009

5) 高嶋美季 他：造血幹細胞移植患者におけるカルシニューリン阻害剤とアゾール系抗真菌剤の薬物動態学的相互作用の評価. 医療薬学, 35(4)：233-239, 2009

6) Kawazoe H et al：Change of the blood concentration of tacrolimus after the switch from fluconazole to voriconazole in patients receiving allogeneic hematopoietic stem cell transplantation. Biol Pharm Bull, 29(12)：2528-2531, 2006

7) Romero AJ et al：Effect of voriconazole on the pharmacokinetics of cyclosporine in renal transplant patients. Clin Pharmacol Ther, 71(4)：226-234, 2002

8) Mori T et al：Drug interaction between voriconazole and calcineurin inhibitors in allogeneic hematopoietic stem cell transplant recipients. Bone Marrow Transplant, 44(6)：371-374, 2009

9) Iwamoto T et al：Hepatic drug interaction between tacrolimus and lansoprazole in a bone marrow transplant patient receiving voriconazole and harboring CYP2C19 and CYP3A5 heterozygous mutations. Clin Ther, 33(8)：1077-1080, 2011

ワルファリン
CYP2C9活性変動を介した相互作用を中心に

はじめに

　ワルファリンは，心房細動や人工弁置換術後における血栓塞栓症の予防，深部静脈血栓における肺塞栓の予防などを目的に繁用されている抗凝固薬です。ワルファリンの抗凝固作用は，肝臓でのビタミンK依存性凝固因子である第II，VII，IX，X因子の生合成を抑制することにより発揮されます。しかし，ワルファリン治療の問題点として，食事の影響，相互作用のある薬剤の多さ，比較的狭い治療域，遺伝子多型の影響も含めた効き具合の個人差などがよく知られています。そのため，ワルファリン療法で出血性副作用を抑えつつ十分な抗凝固作用を発揮させるためには，intentional normalized ratio（INR）を指標に投与量を適宜調整する必要があります。例えば，わが国の「不整脈薬物治療ガイドライン」においては，脳梗塞既往のない一次予防で，かつ比較的低リスク（例えばCHADS₂スコア2点以下）の患者に対するワルファリン療法では，年齢によらずINR 1.6～2.6で管理することが推奨されています。また，脳梗塞既往を有する二次予防の患者や高リスク（例えばCHADS₂スコア3点以上，がん患者など）の患者に対するワルファリン療法では，年齢70歳以上では1.6～2.6，年齢70歳未満では2.0～3.0で管理し，ただし，年齢70歳以上でも出血リスクを勘案しつつ，なるべくINR2.0

以上で管理するよう推奨されています[1]。

　そして，このINRが目標治療域に保たれている割合（time in therapeutic range：TTR）が治療効果に大きく影響します。実際，非弁膜性心房細動患者を対象とした試験における脳卒中および大出血の発現頻度は，INRコントロール良好例（TTR＞75％）と比べて不良例（TTR＜60％）で約2〜2.5倍高くなること[2]，CHADS$_2$スコアが2点以上の心房細動患者では，TTRが高値なほど脳卒中や死亡のリスクが低下することなどが報告されています[3]。

ワルファリンの相互作用

　相互作用に関しては，おそらくどの薬剤よりも添付文書に記載されている相互作用薬が多いのではないかと思います。また，販売企業からは500ページにも及ぶワルファリンの適正使用情報の書籍が発行されていますが，その中で薬物との相互作用に関する情報に300ページ以上も割かれています[4]。相互作用について報告されている薬剤は膨大な数で，これは確かにワルファリンが薬物動態学的あるいは薬力学的な相互作用を起こしやすいこともありますが，INRをモニターしながら用量調整する薬剤であることから，必然的に，程度にかかわらず相互作用に関する報告が集まりやすいという点もあります。したがって，なかには相互作用の程度や有無が相反する報告や，ほとんど影響はないと考えられる相互作用の報告などもあり，それらの報告の臨床的重要性，程度，信頼性はさまざまです。そのような膨大な情報をいかに評価して，

臨床的に重要な相互作用を見逃さずにマネジメントするかが本質的に重要となります。ここではワルファリンとの相互作用の中でも，主にCYP2C9の活性変動による相互作用について，その評価とマネジメントを概説します。

ワルファリンのCYP2C9活性変動による相互作用

　ワルファリンは一対の光学異性体（S-ワルファリンおよびR-ワルファリン）の等量混合物であるラセミ体です。S-ワルファリンはR-ワルファリンに比べ，約5倍の抗凝固作用を有しているため，薬効の本体はほとんどS-ワルファリンと考えられています。S-ワルファリンはほぼCYP2C9のみで代謝されますが，R-ワルファリンはCYP3A，CYP1A2などの複数の酵素で代謝されます[5]。そのため，主な薬理活性体であるS-ワルファリンの代謝酵素であるCYP2C9の活性に大きな変動を及ぼす薬剤との相互作用が臨床的に重要です。

　CYP2C9の比較的強い阻害薬と誘導薬を表1に示しました。それぞれの薬剤のワルファリンとの相互作用のエビデンスの程度（報告数や信頼性）は，併用される頻度や目的などの違いからさまざまですが，これらのCYP2C9の阻害の強さや誘導の強さは，私たちがワルファリンも含めさまざまなCYP2C9の基質との相互作用の報告から評価したものであり[6]，起こりうるワルファリンとの相互作用の程度を定量的に考えるうえで有用な情報と考えています。Evidence-based medicineの観点からは，特定の薬剤との相互作用の報告が

146

表1　主な CYP2C9 の阻害薬と誘導薬

CYP2C9 の阻害薬*	CYP2C9 の誘導薬
フルオロウラシル系抗がん薬*：ティーエスワン, テガフール, フルオロウラシル, ドキシフルリジン, カペシタビン, ユーエフティ アゾール系抗真菌薬：ミコナゾール, ボリコナゾール, フルコナゾール サルファ剤：スルファフェナゾール 抗不整脈薬：アミオダロン 高尿酸血症治療薬：ブコローム, ベンズブロマロン	リファマイシン系抗抗酸菌薬：リファンピシン 抗がん薬：エンザルタミド 抗てんかん薬：フェノバルビタール, フェニトイン, カルバマゼピン 制吐薬：アプレピタント

■, ■, ■は, ワルファリンの血中濃度の AUC の変化が阻害薬の場合には 3, 2〜5, 1.5〜3倍以上, また誘導薬の場合については各々1/5, 1/3, 1/2以下におおむね対応する (詳細は Hisaka A et al：Pharmacol Ther, 125：230-248, 2010 を参照)。

＊：フルオロウラシル系抗がん薬は CYP2C9 の活性を直接阻害しないが, その発現量を変化させるとの報告がある (詳細は Stupans I, et al：Xenobiotica, 25：1-8, 1995 を参照)。

実際に存在し, 臨床的な影響の程度が明らかであり, なおかつその報告の信頼性 (多数例の症例か, 相互作用試験か, 血中濃度も測定しているかなど) が高いことが重要です。しかし, 薬物間相互作用の場合は系統的にすべての組み合わせが検証されているわけではないので, そのような信頼性の高い臨床報告がないから問題がないというわけではありません。例えば, CYP2C9 の阻害や誘導が強い薬物であれば, 理論的考察に基づくとワルファリンの血中濃度の変動により臨床的に重要な効果の変動が起こりうることは明らかであり, 頻回に INR を測定して投与量の評価を行うなどのマネジメントをすることが重要です。次に私たちが特に重要と考える, 主に CYP2C9 の活性変動を介した相互作用を引き起こす薬剤について紹介していきます。

フルオロウラシル系抗がん薬

　ワルファリンとフルオロウラシル系抗がん薬を併用すると，ワルファリンの作用を増強させることがあると報告されています（図1)[7]。これらの相互作用の明確な機序は不明ですが，活性代謝産物である5-フルオロウラシルがCYP2C9の発現量を低下させることにより，ワルファリンの代謝が抑制され血中濃度が上昇するためと考えられています[8]。

　この相互作用は一般に程度が強く，併用する必要がある場合は十分な注意が必要です。ティーエスワンなどとの併用により，出血症状を呈した症例や顕著にINRが上昇した症例が多数報告されています。五十嵐らは，INRがコントロールされていたワルファリン服用患者11例のレトロスペクティブな調査において，ティーエスワンを併用後に11例すべてにおいてINRの上昇が認められ，ワルファリンの減量もしくは中止がなされ，ティーエスワン併用前の期間と比較して，ティーエスワン併用後のINR最大値は平均2.6倍に上昇し，INR最高値までの経過日数は平均29.2日（12〜77日）であったことを報告しています[9]。

　この組み合わせは，INRなどの抗凝固能の十分なモニターと出血などの観察や，副作用の可能性について患者への情報提供が必要不可欠です。

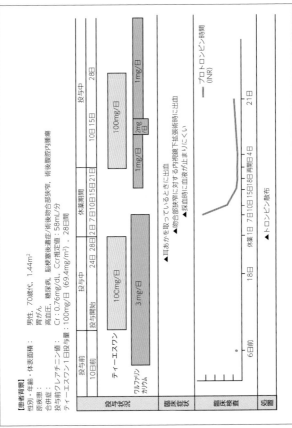

［患者背景］
性別・年齢：　男性，70歳代，1.44m²
体表面積：
合併疾患：　胃がん
合併症：　高血圧，糖尿病，脳梗塞後遺症/術後縫合部狭窄，術後腹腔内膿瘍
投与前クレアチニン値：　Cr：0.76mg/dL，Ccr推定値：58mL/分
ティーエスワン1日投与量：100mg/日（69.4mg/m²），28日間

図1 ティーエスワンとワルファリンの併用により出血傾向，血液凝固能の異常を認めた症例

〔大鵬薬品工業：TS-1適正使用ガイド（https://www.taiho.co.jp/medical/brand/ts-1/guide/gu_05-2-3.html）より引用〕

ミコナゾールゲル

　ワルファリンとミコナゾールゲルとの併用による出血や著しい INR の延長が多数報告されています[9~11]。ミコナゾールゲルはわが国では1993年に発売され，発売当初よりワルファリンとの相互作用は添付文書にも記載されていましたが，2000年以降の販売企業集計においても2013年7月時点で74例（うち重篤47例）報告されています。CYP の阻害薬であるアゾール系抗真菌薬の中でも，ミコナゾールは特にCYP2C9 の阻害作用が強い薬剤です[12]。ミコナゾールゲルは口腔内での効果を期待する薬剤であり，単回経口投与後の血漿中濃度は定量限界（100ng/mL）未満とインタビューフォームには記載されていますが[13]，定量限界が十分に低いとはいえないこと，また反復投与時の肝臓中濃度はさらに高くなっている可能性があることを考慮すべきです。

　本相互作用では非常に重篤な事例が多く報告されており，また，ミコナゾールゲル投与終了後も相互作用を生じた事例や，相互作用発現後にミコナゾールゲルを中止しても数カ月にわたって相互作用の影響が遷延していた報告が複数あります（図2）[9]。したがって，ワルファリン使用患者へのミコナゾールゲルの投与は原則避けるべきであり，どうしても併用せざるをえない場合に限って，入院下で頻回に INR を測定するなど，非常に慎重に行われるべきであると考えます。

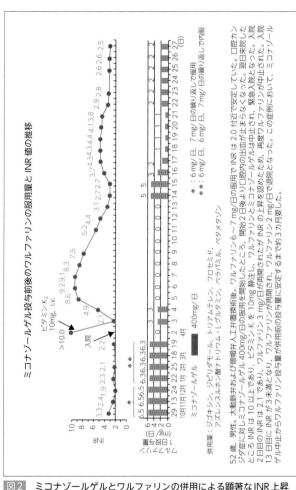

図2 ミコナゾールゲルとワルファリンの併用による顕著なINR上昇の症例

〔五十嵐正博 他：病院薬学, 26：207-211, 2000 より引用〕

アミオダロン

　アミオダロンとワルファリンは，両剤とも循環器領域で繁用されている薬剤ということもあり，その相互作用についてはよく知られています。アミオダロンがCYP2C9を阻害することにより，ワルファリンの血中濃度が上昇して作用が増強すると考えられていますが，アミオダロンの副作用である甲状腺機能亢進が，ワルファリンの抗凝固作用をさらに増強させる可能性も考えられています。ワルファリン服用患者にアミオダロンを併用開始後，数日でINRの延長がみられ，重大な出血が生じることがあります[4]。また，S-ワルファリンのクリアランスはアミオダロン併用後7〜10日前後で1/2程度に減少し，その後のクリアランスに変動は認められなかったことが報告されています[14]。一方，主にCYP3AやCYP1A2によって代謝されるR-ワルファリンに関しては，アミオダロン併用によるクリアランス変化はほとんどないとされています[14]。アミオダロンおよび活性代謝物のN-デスアルキルアミオダロンはともにCYP2C9阻害作用を有しており，血中半減期はそれぞれ30〜50日と41〜62日といずれも長く，定常状態に到達するには数カ月を要します。しかし，ワルファリンとの相互作用は数日で発現することから，定常状態での濃度より低い濃度でCYP2C9を阻害するものと考えられます。また，ワルファリンの抗凝固作用の増強は，アミオダロンよりN-デスアルキルアミオダロンの濃度の方がより相関性が高いことが報告されています[15]。

　アミオダロンとワルファリンの併用が必要な状況はしばし

ばあると考えられ，併用する際にはワルファリンを半量程度に減量することを考慮し，併用開始後はINRを頻回に測定するなど厳密なモニターが必要です。また，アミオダロンは前述のとおり半減期が非常に長く，投与中止後もその作用は4カ月程度持続するので，中止後も長期間にわたって相互作用の影響をモニターすることが重要です。

高尿酸血症治療薬（ブコローム，ベンズブロマロン）

　高尿酸血症治療薬であるブコロームおよびベンズブロマロンはCYP2C9阻害作用を有し，ワルファリンの作用を増強することが知られています。特にブコロームのCYP2C9阻害作用は比較的強力です。また，蛋白結合置換によるワルファリンの遊離型濃度増加による作用増強も寄与している可能性があります（かつては蛋白結合置換による機序が強調されていましたが，現在ではCYP2C9阻害が主な機序と考えられています）。ブコロームは，古くからワルファリンの効果が上がらずに安定しない患者に対して作用増強剤として併用されることがありましたが，最近ではそのような使用は減ってきているものと思われます。相互作用試験の結果では，S-ワルファリンのクリアランスを約1/3に低下させることが報告されています[16]。ベンズブロマロンにおいてはS-ワルファリンのクリアランスを約1/2に低下させることが報告されています[17]。いずれの高尿酸血症治療薬も，併用開始や併用中止時にはINRを頻回に測定するなど厳密なモニターをして，適宜用量調整を検討する必要があります。

メトロニダゾール

メトロニダゾール（注：CYP2C9 の活性への影響は明らかでない）によるワルファリンの抗凝固作用増大の報告は複数あり，著しい INR 延長の報告もありますが，詳細な情報は限られています。健常人を対象とした相互作用試験で，メトロニダゾール 750mg/日の服用は S- ワルファリンの半減期を 60% 延長し，プロトロンビン時間が 100 秒から 142 秒に延長したとの報告があります[18]。相互作用の機序として，メトロニダゾールによるワルファリンの代謝阻害が推察されているものの，メトロニダゾールの代謝酵素への影響は明らかではありません。相互作用の機序や程度が明確でないものの，重篤な相互作用の症例報告もあるので，併用が必要な際にはやはり INR を頻回に測定するなど，厳密なモニターが必要と考えられます。

リファンピシンおよびその他の酵素誘導薬（抗てんかん薬，アプレピタント，ボセンタン）

リファンピシンが強力な CYP3A4 誘導薬であることはよく知られていますが，CYP2C9 の誘導作用も強く，ワルファリンの効果を明らかに減弱させている報告が多数あります。一般に CYP3A と CYP2C9 の誘導のメカニズムは共通しており，CYP3A の誘導薬の多くは CYP2C9 も誘導すると考えられています。リファンピシン併用開始 1 週間以内に抗凝固作用の減弱が認められ，ワルファリンの用量を 2〜3 倍に増量する必要があったとの報告が複数あります。健常人を対象とした

相互作用試験においても，S-ワルファリンのクリアランスを約2倍に増大させることが報告されています[19]。

　カルバマゼピンとフェノバルビタールにおいても，CYP2C9誘導作用によると考えられるワルファリンとの相互作用が報告されています。抗てんかん薬によるCYP2C9の誘導作用はリファンピシンよりは弱く，今までの報告から併用によるS-ワルファリンのクリアランスの増大はおおよそ1.25～2倍程度と考えられます。カルバマゼピンでは，長期併用によりワルファリンのコントロールができていた患者においてカルバマゼピンを中止したところ，プロトロンビン時間の延長がみられたとの報告があり，酵素誘導薬は投与中止後の相互作用が解除される過程の用量調整も重要となります。なお，フェニトインに関しては併用開始時にはむしろ蛋白結合置換によると推察されるワルファリンの作用増強の報告があります[4]。

　このほか，CYP2C9の誘導によるワルファリンの作用減弱に注意すべき薬剤として，アプレピタントやボセンタン，エンザルタミドなどがあります。アプレピタントは相互作用試験において，ワルファリンを反復投与時に通常の用量で3日間（1日目125mg，2～3日目80mg）投与した場合，投与8日後にS-ワルファリンの血漿中濃度が0.66倍に低下し，INRは0.86倍に低下したとの報告があります[20]。このため，アプレピタントを4～5日間使用する場合や，比較的短いクールでアプレピタントを再度使用する際にはさらに酵素誘導作用が強く現れ，より注意が必要になると考えられます[21, 22]。ボセンタンは相互作用試験においてS-ワルファリンの血中

濃度を約 30％減少させることが報告されています[23]）。

その他の相互作用

　ここでは，ワルファリンとの相互作用の中でも私たちが特に重要と考える，主に CYP2C9 の活性変動による相互作用の評価とマネジメントについて概説しました。なお，ワルファリンはビタミン K 含有のサプリメントや飲食物，抗血小板薬などの出血を助長する薬剤などとの相互作用にも注意が必要です。また，CYP2C9 と VKORC1 の遺伝子多型の影響も含めた効き具合の個人差についても多くの研究があります。加えて相互作用の程度についても個人間差があります。したがって，CYP2C9 の活性変動が疑われる場合だけに限らず，すべてのワルファリン服用患者において，INR など凝固能をモニターしながら投与量を適宜調整することが必要不可欠です。しかし，そのうえで薬剤師が臨床的に重要な相互作用を見逃さずに，リスクが高いと判断される患者にはより頻度の高いモニターやきめ細かい用量調整，患者への情報提供など，より有効で安全なワルファリン療法のためのマネジメントに積極的に関わることが重要です。

引用文献

1）日本循環器学会・日本不整脈心電学会：2020 年改訂版　不整脈薬物治療ガイドライン，2020
2）White HD et al：Comparison of outcomes among patients randomized to warfarin therapy according to anticoagulant control：results from SPORTIF Ⅲ and Ⅴ. Arch Intern Med,

167：239-245, 2007

3) Morgan CL et al：Warfarin treatment in patients with atrial fibrillation：observing outcomes associated with varying levels of INR control. Thromb Res, 124：37-41, 2009

4) 青崎正彦　他：Warfarin適正使用情報　第3版，エーザイ株式会社，2006

5) Kaminsky LS et al：Human P450 metabolism of warfarin. Pharmacol Ther, 73：67-74, 1997

6) 杉山雄一　他：薬物動態の変化を伴う薬物間相互作用2012. Pharma Tribune, 4：S1, 2012

7) 大鵬薬品工業：TS-1適正使用ガイド（https://www.taiho.co.jp/medical/brand/ts-1/guide/gu_05-2-3.html）

8) Stupans I et al：Effects of 5-fluorouracil treatment on rat liver microsomal enzymes. Xenobiotica, 25：1-8, 1995

9) 五十嵐正博　他：ミコナゾール・ゲルとワルファリンとの重篤な相互作用. 病院薬学，26：207-211, 2000

10) 池嶋孝広　他：経口Miconazoleゲル製剤によるWarfarinの作用増強. 臨床薬理，33：13-16, 2002

11) 福田幸人　他：弁置換例における抗真菌薬ミコナゾールとワルファリンとの重篤な相互作用の1例. 日本心臓血管外科学会雑誌, 32：152-154, 2003

12) Niwa T et al：Effect of antifungal drugs on cytochrome P450 (CYP) 2C9, CYP2C19, andCYP3A4 activities in human liver microsomes.Biol Pharm Bull, 28：1805-1808, 2005

13) 持田製薬株式会社：フロリードゲル，インタビューフォーム（改訂第7版，2020年12月）

14) 上野和行　他：アミオダロンの薬物動態と相互作用に関する最近の知見. Prog Med, 21：1554-1558, 2001

15) Naganuma M et al：Role of desethylamiodarone in the anticoagulant effect of concurrent amiodarone and warfarin therapy. J Cardiovasc Pharmacol Ther, 6(4)：363-367, 2001

16) Takahashi H et al：Pharmacokinetic interaction between warfarin and a uricosuric agent, bucolome：application of *In*

vitro approaches to predicting *In vivo* reduction of (S) -warfarin clearance. Drug Metab Dispos, 27：1179-1186, 1999

17) Takahashi H et al：Potentiation of anticoagulant effect of warfarin caused by enantioselective metabolic inhibition by the uricosuric agent benzbromarone. Clin Pharmacol Ther, 66：569-581, 1999

18) O'Reilly RA：The stereoselective interaction of warfarin and metronidazole in man. N Engl J Med, 295：354-357, 1976

19) Heimark LD et al：The mechanism of the warfarin-rifampin drug interaction in humans. Clin Pharmacol Ther, 42：388-394, 1987

20) Depré M et al：Effect of aprepitant on the pharmacokinetics and pharmacodynamics of warfarin. Eur J Clin Pharmacol, 61：341-346, 2005

21) Takaki J et al：Assessment of Drug-Drug Interaction between Warfarin and Aprepitant and Its Effects on PT-INR of Patients Receiving Anticancer Chemotherapy. Biol Pharm Bull, 39(5)：863-868, 2016

22) Ohno Y et al：Persistent drug interaction between aprepitant and warfarin in patients receiving anticancer chemotherapy. Int J Clin Pharm, 36(6)：1134-1137, 2014

23) Weber C et al：Effect of the endothelin—receptor antagonist bosentan on the pharmacokinetics and pharmacodynamics of warfarin. J Clin Pharmacol, 39：847-854, 1999

はじめに

　近年，直接経口抗凝固薬（DOAC）が開発され，複数の薬剤が臨床で使われています。具体的には，直接トロンビン阻害薬であるダビガトラン，活性化血液凝固第X因子（FXa）阻害薬であるリバーロキサバン，アピキサバン，エドキサバンが承認されており，非弁膜症性心房細動患者における虚血性脳卒中および全身性塞栓症の発症抑制などに対して使用可能です。

　ワルファリンと比較したDOACのメリットは，効果判定のための血液凝固能のモニタリングやそれに伴う用量調節が不要であること，頭蓋内出血の頻度が低いこと，食事の影響や併用薬による相互作用が少ないことなどが挙げられます。一方で，ワルファリンに比べて相互作用を引き起こす薬剤は少なくても，相互作用で血中濃度が変動した際に，血液検査で効果や副作用への影響を十分にモニターできないことや，重大な出血の際の対策が十分に確立していないため，やはり相互作用に十分注意する必要があります。図1にはDOACのダビガトラン血中濃度トラフ値（服薬前値）と出血イベントおよび塞栓症との関連の報告を示しました。出血リスクを低く抑えつつ塞栓イベントを最大限に抑えるためには，至的濃度域が存在します[1]。したがって，相互作用による血中濃

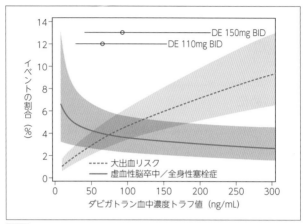

図1　ダビガトラン血中濃度トラフ値と出血イベントおよび塞栓症との関連

(Reill PA et al：J Am Coll Cardiol, 63(4)：321-328, 2014をもとに作成)

度の大きな変動がないようにマネジメントすることはやはり重要といえます。DOACの動態学的特徴と主な薬物動態的相互作用を表にまとめました（表1）。各薬剤の特徴と相互作用について以下に概説します。

ダビガトラン

　ダビガトランは直接トロンビン阻害薬で，経口投与時の生物学的利用率（バイオアベイラビリティ）は約6％と低いです。活性代謝物であるダビガトランとしての腎排泄の寄与は全身クリアランスの約80％であり，クリアランスにおける

肝臓のCYPによる代謝の寄与はほとんどありません。しかし，ダビガトランはプロドラッグのダビガトランエテキシラートとして経口投与され，ダビガトランエテキシラートは小腸における汲み出し（排泄）トランスポーターであるP糖蛋白の基質であり，その阻害薬や誘導薬となる薬物との併用の影響を受けます。

1. 強力なP糖蛋白阻害薬であるイトラコナゾールは併用禁忌

　P糖蛋白阻害薬であるケトコナゾール（本邦未発売の経口アゾール系抗真菌薬）との併用試験では，ケトコナゾール400mgの単回投与によってダビガトランのAUCおよびC_{max}はそれぞれ2.38倍および2.35倍に増加し，ケトコナゾール400mgの反復投与によってダビガトランのAUCおよびC_{max}はそれぞれ2.53倍および2.49倍に増加しています。これらのことから，ケトコナゾールと同様に強力なP糖蛋白阻害薬と考えられるイトラコナゾールは，併用禁忌薬として指定されています。

2. P糖蛋白阻害薬（ベラパミル，アミオダロン，キニジン，タクロリムス，シクロスポリン，リトナビル，サキナビルなど）は併用注意

　P糖蛋白阻害薬であるベラパミルを本剤投与の1時間前に単回投与した場合，総ダビガトランのAUCおよびC_{max}はそれぞれ2.43倍および2.79倍に増加しましたが，ベラパミルの反復経口投与においては，本剤をベラパミルの2時間前に

表1　新規直接経口抗凝固薬の動態学的特徴と主な薬物動態的相互作用

薬物名 （商品名）	ダビガトラン （プラザキサ）	リバーロキサバン （イグザレルト）	
生物学的利用率	約6%	約100%	
腎排泄の寄与率	全身クリアランスの約80%	約33%	
経口クリアランスに寄与する主な代謝酵素あるいはトランスポーター	P糖蛋白（経口クリアランスへの寄与率60%）	CYP3A（経口クリアランスへの寄与率約60%）	
併用禁忌	イトラコナゾール（強力なP糖蛋白阻害薬のため）	HIVプロテアーゼ阻害薬(リトナビル，アタザナビルなど)，オムビタスビル・パリタプレビル・リトナビル，コビシスタットを含有する製剤，アゾール系抗真菌薬（フルコナゾールを除く。イトラコナゾール，ボリコナゾールなど）〔強力なCYP3A（あるいはP糖蛋白）阻害薬のため〕	
併用注意 （薬物動態学的相互作用に限る）	P糖蛋白阻害薬（ベラパミル，アミオダロン，キニジン，タクロリムス，シクロスポリン，リトナビル，サキナビルなど） P糖蛋白誘導薬（リファンピシン，カルバマゼピン，セイヨウオトギリソウ含有食品など）	フルコナゾール，クラリスロマイシン，エリスロマイシン〔CYP3A（あるいはP糖蛋白）阻害薬のため〕 リファンピシン，フェニトイン，カルバマゼピン，フェノバルビタール，セイヨウオトギリソウ含有食品〔CYP3A（あるいはP糖蛋白）誘導薬のため〕	

アピキサバン (エリキュース)	エドキサバン (リクシアナ)
約50%	約60%
全身クリアランスの約27%	全身クリアランスの約50%
CYP3A (経口クリアランスへの寄与率約50%) P糖蛋白	P糖蛋白 (経口クリアランスへの寄与率約50%)
―	―
アゾール系抗真菌薬 (フルコナゾールを除く。イトラコナゾール、ボリコナゾールなど)、HIVプロテアーゼ阻害薬 (リトナビルなど) 〔強力なCYP3A (あるいはP糖蛋白) 阻害薬のため〕 マクロライド系抗菌薬 (クラリスロマイシン、エリスロマイシンなど)、フルコナゾール、ナプロキセン、ジルチアゼム〔CYP3A (あるいはP糖蛋白) 阻害薬のため〕 リファンピシン、フェニトイン、カルバマゼピン、フェノバルビタール、セイヨウオトギリソウ含有食品〔CYP3A (あるいはP糖蛋白) 誘導薬のため〕	P糖蛋白阻害薬〔キニジン、ベラパミル、エリスロマイシン、シクロスポリン、アジスロマイシン、クラリスロマイシン、イトラコナゾール、ジルチアゼム、アミオダロン、HIVプロテアーゼ阻害薬 (リトナビルなど) など〕 本剤30mg1日1回経口投与を考慮 (キニジン、ベラパミル、エリスロマイシン、シクロスポリンは考慮ではなく30mg1日1回) 〈非弁膜症性心房細動患者における虚血性脳卒中および全身性塞栓症の発症抑制、静脈血栓塞栓症 (深部静脈血栓症および肺血栓塞栓症) の治療および再発抑制〉 本剤15mg1日1回経口投与を考慮〈下肢整形外科手術施行患者における静脈血栓塞栓症の発症抑制〉

投与した場合，臨床的に問題となる相互作用は認められなかったことから（図2），ベラパミルの併用を開始する際には，併用開始から3日間はベラパミル服用の2時間以上前に本剤を服用させることとされています[2]。アミオダロンとの併用では，総ダビガトランのAUCおよびC_{max}はそれぞれ1.58倍および1.50倍に，キニジンとの併用で約1.5倍に増加し，これらの相互作用もP糖蛋白の阻害によるものと考えられ，P糖蛋白阻害薬（アミオダロン，キニジン，タクロリムス，シクロスポリン，リトナビル，サキナビルなど）は併用注意とされ，併用する際には本剤1回110mg，1日2回投与を考慮することとされています（通常は1回150mg，1日2回）。なお，一般にはP糖蛋白阻害作用が強力とされるクラリスロ

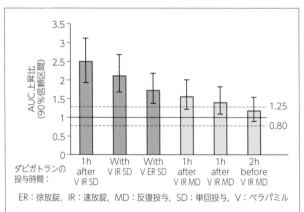

図2　ダビガトランのAUCに及ぼすベラパミルの影響[2]

（Hartter S et al：Br J Clin Pharmacol, 75（4）：1053-1062, 2013をもとに作成）

マイシンとの併用試験では，ダビガトランは顕著な影響を受けず，その旨は添付文書でも記載されていますが，顕著な影響を受けなかった理由は不明です。

3. P糖蛋白誘導薬（リファンピシン，カルバマゼピン，セイヨウオトギリソウ含有食品など）は併用注意

　強力なP糖蛋白誘導薬であるリファンピシン600mgを1日1回7日間投与後に本剤を投与した場合，本剤のAUCおよびC_{max}はそれぞれ66％および67％に低下しています。P糖蛋白誘導薬（リファンピシン，カルバマゼピン，セイヨウオトギリソウ含有食品など）は併用注意とされています。

リバーロキサバン

　リバーロキサバンはFXa阻害薬です。リバーロキサバンの生物学的利用率（バイオアベイラビリティ）は約100％とされています（ただし，本剤5mg空腹時投与のデータからで，空腹時20mg投与の際には66％であり，これに対してメーカーは空腹時は溶解性が悪いためと説明）。リバーロキサバンとしての腎排泄の寄与は経口クリアランスの約1/3であり，クリアランスの約2/3が肝代謝による寄与で，代謝はCYP3Aの寄与が主であると考えられます。

1. 強力なCYP3A（あるいはP糖蛋白）阻害薬は併用禁忌

　強力なCYP3A（あるいはP糖蛋白）阻害薬であるケトコナゾール400mgの併用によって，リバーロキサバンのAUC

およびCmaxはそれぞれ2.6倍および1.7倍に増加し，リトナビル600mgとの併用によって，AUCおよびCmaxはそれぞれ2.5倍および1.6倍に増加しています。これらのことから，強力なCYP3A（あるいはP糖蛋白）阻害薬と考えられるHIVプロテアーゼ阻害薬（リトナビル，アタザナビル，インジナビルなど），コビシスタットを含有する製剤，アゾール系抗真菌薬（フルコナゾールを除く。イトラコナゾール，ボリコナゾールなど）は，併用禁忌薬として指定されています。

2. 中程度のCYP3A（あるいはP糖蛋白）阻害薬は併用注意

　中程度のCYP3A（あるいはP糖蛋白）阻害薬であるフルコナゾール400mgとの併用では，本剤のAUCおよびCmaxはそれぞれ1.4倍および1.3倍に，クラリスロマイシン500mgとの併用ではAUCおよびCmaxはそれぞれ1.5倍および1.4倍，エリスロマイシン500mgとの併用ではAUCおよびCmaxはともに1.3倍に増加し，併用注意に指定されています。これらの併用注意薬をやむを得ず併用する際には，本剤1回10mg，1日1回投与を考慮することされています（通常は1回15mg，1日1回）。

　なお，リバーロキサバンの血中濃度は腎機能障害かつエリスロマイシン併用で大きく上昇することが報告されています（表2）。これは前述のとおり，リバーロキサバンとしての腎排泄の寄与は経口クリアランスの約1/3であり，クリアランスの約2/3が肝代謝（主にCYP3A）の寄与であるため，腎と肝の両方のクリアランスが阻害されるためです。腎障害を有する場合には，相互作用により注意が必要となります。

表2 リバーロキサバンの血中濃度は腎機能障害かつエリスロマイシン併用で大きく上昇

	腎機能正常	中等度腎機能低下
単独	–	AUC 1.30倍
エリスロマイシン併用	AUC 1.38倍	AUC 2.00倍

3. CYP3A（あるいはP糖蛋白）誘導薬は併用注意

　強力なCYP3A（あるいはP糖蛋白）誘導薬であるリファンピシンの併用により，本剤のAUCは約50%に低下しています。CYP3A（あるいはP糖蛋白）誘導薬であるリファンピシン，フェニトイン，カルバマゼピン，フェノバルビタール，セイヨウオトギリソウ含有食品は併用注意とされています。

アピキサバン

　アピキサバンは，FXa阻害薬です。アピキサバンの生物学的利用率（バイオアベイラビリティ）は約50%とされています。アピキサバンとしての腎排泄の寄与は全身クリアランスの約27%で，代謝はCYP3Aの寄与が主です。また，P糖蛋白の基質となることが確認されています。

1. 強力なCYP3A（あるいはP糖蛋白）阻害薬は併用注意

　強力なCYP3A（あるいはP糖蛋白）阻害薬であるケトコナゾール400mgの併用によって，リバーロキサバンのAUCおよびC_{max}はそれぞれ約2倍および1.6倍に増加しています。

また，中程度のCYP3A（あるいはP糖蛋白）阻害薬である
ジルチアゼム360mgとの併用により，AUCおよびC_{max}はそ
れぞれ1.4倍および1.3倍に増加しています。P糖蛋白阻害薬
であるナプロキセンとの併用では，AUCおよびC_{max}はそれ
ぞれ1.5倍および1.6倍に増加しています。これらのことか
ら，強力なCYP3A（あるいはP糖蛋白）阻害薬であるアゾー
ル系抗真菌薬（フルコナゾールを除く。イトラコナゾール，
ボリコナゾールなど），HIVプロテアーゼ阻害薬（リトナビ
ルなど）は併用注意薬とされ，やむを得ず併用する際には，
本剤1回2.5mg，1日2回投与を考慮することされています
（通常は1回5mg，1日2回）。また，マクロライド系抗菌薬
（クラリスロマイシン，エリスロマイシンなど），フルコナ
ゾール，ナプロキセン，ジルチアゼムも併用注意として添付
文書に記載され，併用する際には十分に観察することとされ
ています。

2. CYP3A（あるいはP糖蛋白）誘導薬は併用注意

　CYP3A（あるいはP糖蛋白）誘導薬であるリファンピシ
ン，フェニトイン，カルバマゼピン，フェノバルビタール，
セイヨウオトギリソウ含有食品は併用注意とされています。

エドキサバン

　エドキサバンはFXa阻害薬です。エドキサバンの生物学的
利用率（バイオアベイラビリティ）は約60％とされており，
エドキサバンとしての腎排泄の寄与は全身クリアランスの約

50%です。また，P糖蛋白の基質となることが確認されています。

1．P糖蛋白阻害薬は併用注意

P糖蛋白阻害薬であるケトコナゾール400mgの併用によって，エドキサバンのAUCおよびCmaxはいずれも約1.9倍に増加しています。また，P糖蛋白阻害薬であるキニジン300mg×3/日の併用によっても，AUCおよびCmaxはそれぞれ1.9倍および1.8倍に増加しています。これらのことから，P糖蛋白阻害薬は併用注意薬として指定され，併用する際には本剤の減量の検討が必要となります（表2）。

おわりに

DOACは相互作用によって血中濃度が変動していても，その影響をモニターする方法が確立されておらず，そういった意味では，むしろワルファリンより相互作用に注意が必要な薬剤ともいえます。したがって，薬剤師が臨床的に重要な相互作用の可能性を見逃さずに，リスクが高いと判断される患者には処方医への情報提供や協議，患者への情報提供など，より有効で安全な抗凝固療法のためのマネジメントに積極的に関わることが重要です。

引用文献

1) Reill PA et al：The effect of dabigatran plasma concentrations and patient characteristics on the frequency of ischemic stroke and major bleeding in atrial fibrillation patients：the RE-LY Trial（Randomized Evaluation of Long-Term Anticoagulation Therapy）. J Am Coll Cardiol, 63(4)：321-328, 2014

2) Hartter S et al：Oral bioavailability of dabigatran etexilate（Pradaxa®）after co-medication with verapamil in healthy subjects. Br J Clin Pharmacol, 75(4)：1053-1062, 2013

抗がん薬

抗がん薬における相互作用のマネジメント

抗がん薬はその特性上，相互作用試験の実施が一般に少ないため，臨床上対処に窮することが少なくありません。すなわち，相互作用試験の結果から併用禁忌や具体的な減量基準などが明確なものはそれを参考にすべきですが，多くの場合，添付文書で併用注意として記載がある薬剤でも具体的な程度や対処法が記載されていません。また，添付文書に全く記載がない薬剤を併用する場合でも，その相互作用の可能性を評価する必要があります。例えば，薬物代謝酵素の活性変化による相互作用については，*in vivo*状況下で基質薬の消失に該当の代謝酵素がどの程度寄与しているか（CR）と，阻害薬あるいは誘導薬が該当の代謝酵素の活性をどの程度阻害（IR）あるいは増大（IC）するかを評価することが重要となり，その方法論については，本書でこれまで述べたとおりです。ここでは，特に注意すべきと考える抗がん薬の相互作用について紹介します。

注意すべき抗がん薬の相互作用[1~2)]

1. ビンカアルカロイド系抗がん薬とCYP3A阻害薬

ビンカアルカロイド系抗がん薬は主にCYP3Aで代謝され

ると考えられており，CYP3A阻害薬との併用によるビンカアルカロイド系抗がん薬の曝露量の増大が考えられます。実際，アゾール系抗真菌薬などのCYP3A阻害薬との併用によるビンカアルカロイド系抗がん薬（静脈内投与）の中毒症状（神経障害，便秘，イレウス，吐気・嘔吐など）の増強が報告されています。また，ビンカアルカロイド系抗がん薬はP糖蛋白質の基質であり，イトラコナゾールなどはP糖蛋白質も阻害することでビンカアルカロイド系抗がん薬の中枢移行性が増大し，神経毒性が増強する可能性も考えられています。特に強力なCYP3A阻害薬との併用は避けることが望ましいですが，やむをえず併用する場合には，ビンカアルカロイド系抗がん薬の中毒症状（神経障害，便秘，イレウス，吐気・嘔吐など）の十分なモニターが必要となります。例えば，アゾール系抗真菌薬であれば，ビンカアルカロイド系抗がん薬投与日と前後1日はアゾール系抗真菌薬を休薬することも対応の1つの方法だと思います。ただし，この3日間の休薬で完全に相互作用が回避できることが報告されているわけではなく，イトラコナゾールの半減期などを考慮すると完全には回避できないと考えられます。

2. タキサン系抗がん薬とCYP3A阻害薬

　CYP3A阻害薬との併用により，タキサン系抗がん薬（静脈内投与）の曝露量が増大し，中毒症状（骨髄抑制など）の増強の可能性があります。タキサン系抗がん薬であるドセタキセルは主にCYP3Aで，パクリタキセルは主にCYP2C8と一部CYP3Aで代謝されるため，CYP3A阻害薬であるアゾー

ル系抗真菌薬などの併用によるタキサン系抗がん薬の曝露量の増大が考えられます。ドセタキセルは、ケトコナゾールとの併用でクリアランスが約50％低下することが報告されています。また、パクリタキセルはフルコナゾールの併用でクリアランスが約40％低下することが報告されています。CYP3A阻害薬とやむをえず併用する場合には、タキサン系抗がん薬の中毒症状（骨髄抑制など）の十分なモニターが必要となります。

3. イリノテカンとCYP3A阻害薬

CYP3A阻害薬との併用により、イリノテカン（静脈内投与）の活性代謝物であるSN-38の曝露量が増大し、中毒症状（骨髄抑制、下痢など）の増強の可能性があります。イリノテカンは、カルボキシエステラーゼにより活性体SN-38に変換されますが、CYP3Aにより一部無毒化されるため、CYP3Aの阻害によりSN-38の血中濃度は上昇します。また、強力なCYP3A阻害薬であるケトコナゾールとの併用では、SN-38のAUCが約2倍増大することが報告されています。やむをえず併用する場合には、イリノテカンの中毒症状（骨髄抑制、下痢など）の十分なモニターが必要となります。

4. タモキシフェンとCYP2D6阻害薬

CYP2D6阻害薬の併用により、タモキシフェンの活性代謝物の血中濃度が低下し、タモキシフェンの作用が減弱する可能性があります。タモキシフェンはCYP2D6による代謝により抗エストロゲン活性の高いエンドキシフェンに変換され

ます。したがって，CYP2D6阻害薬の併用により，活性代謝物であるエンドキシフェンの血中濃度が低下し，タモキシフェンの作用が減弱する可能性があります。パロキセチンとの併用試験では，エンドキシフェンの血中濃度が約60%低下することが報告されています。また，パロキセチンの併用で乳がんによる死亡リスクが増加したとの報告があります。したがって，CYP2D6を強力に阻害する薬剤の併用は基本的に避けるべきです。なお，パロキセチンと同程度にCYP2D6を強力に阻害する薬剤としては，テルビナフィン，キニジン，シナカルセトなどがあります。

5. ボルテゾミブとCYP3A阻害薬

　CYP3A阻害薬との併用により，ボルテゾミブの中毒症状（神経障害，骨髄抑制など）が増強する可能性があります。ボルテゾミブの代謝にはCYP3，CYP2C19，CYP1A2が関与しており，CYP3A阻害薬であるアゾール系抗真菌薬などの併用により，ボルテゾミブの曝露量が増大する可能性があります。また，強力なCYP3A阻害薬であるケトコナゾールとの併用でボルテゾミブのAUCが1.35倍になることが報告されていたり，アゾール系抗真菌薬との併用による中毒症状（神経障害，骨髄抑制など）が増強したとの報告があります。やむをえず併用する場合にはボルテゾミブの中毒症状（神経障害，骨髄抑制など）の十分なモニターが必要となります。

6. 分子標的治療薬（経口薬）とCYP3A阻害薬あるいは
CYP3A誘導薬

　多くの分子標的治療薬（経口薬）はCYP3Aによる代謝の寄与があるため，CYP3A阻害薬との併用により血中濃度が上昇し，副作用の発現リスクが高くなる可能性があります。また，CYP3A誘導薬との併用により血中濃度が低下し，効果が減弱する可能性があります。それぞれの分子標的治療薬（経口薬）のクリアランスにおけるCYP3Aのおおむねの寄与の程度（CR）は，<u>CR0.9以上：イブルチニブ，エベロリムス，CR0.8〜0.9：ダサチニブ，ボスチニブ，CR0.7〜0.8：クリゾチニブ，ラパチニブ，CR0.5〜0.7：イマチニブ，ゲフィチニブ，エルロチニブ，ニロチニブ，アキシチニブです。</u>やむをえず併用する場合には，これらの分子標的治療薬の副作用症状および臨床効果の十分なモニターが必要となります。

7. フッ化ピリミジン系抗がん薬とCYP2C9基質薬

　CYP2C9の基質薬であるワルファリンやフェニトインとフッ化ピリミジン系抗がん薬を併用すると，それらの薬剤の作用を増強させる場合があることが報告されています。これら相互作用の明確な機序は不明ですが，活性代謝産物である5-フルオロウラシルがCYP2C9の発現量を低下させることにより，これら薬剤の代謝が抑制され血中濃度が上昇するためと考えられています。<u>この相互作用は一般に程度が強く，</u>併用する必要がある場合には十分な注意が必要です。ワルファリンでは，PT-INRなどの抗凝固能の十分なモニターと出血などの観察や副作用の可能性についての患者への情報提

供が，フェニトインでは血中濃度測定（TDM）と中毒症状（吐気・嘔吐，眼振，運動障害など）の観察や情報提供が必要不可欠になります（本章の 4：ワルファリンの項も参照）。

8. 抗アンドロゲン薬

　抗アンドロゲン薬で前立腺がんに使用されるエンザルタミドやアパルタミドは，強力な CYP 誘導作用を有しています。エンザルタミドはミダゾラム（経口）の AUC を 14％に，オメプラゾールの AUC を 30％に，S-ワルファリンの AUC を 44％に低下させることが報告されており[3]，この報告から IC（CYP3A）は 6.7，IC（CYP2C19）は 2.7，IC（CYP2C9）は 1.3 と計算されます。また，アパルタミドはミダゾラム（経口）の AUC を 8％に，オメプラゾールの AUC を 15％に，S-ワルファリンの AUC を 56％に低下させることが報告されており[4]，この報告から IC（CYP3A）は 12.5，IC（CYP2C19）は 6.5，IC（CYP2C9）は 0.83 と計算されます。エンザルタミドもアパルタミドも，血中半減期が 100 時間以上と非常に長い薬剤であることも重要です。現時点ではこれらの薬剤の酵素誘導作用がどのくらいの期間で定常に到達するか，あるいは薬剤中止後どれくらいの期間酵素誘導作用が持続するのかは不明ですが，ほかの酵素誘導作用を有する薬剤に比べて，薬剤中止後も酵素誘導作用が長期間持続する可能性が高いと考えられます。したがって，エンザルタミドやアパルタミドが投与される場合には，投与開始後，投与中，投与中止後も，特に CYP の寄与の高い併用薬について，その効果への影響を長期的にモニターすることが重要です。一方で，抗

アンドロゲン薬のダロルタミドの場合は, ミダゾラム (経口) のAUCは29%低下であり, そのCYP誘導作用は弱いことが示されています。しかし, ダロルタミドはトランスポーターのBCRP, OATP1B1およびOATP1B3 の阻害作用があり, それらの基質であるロスバスタチンのAUCを5倍に増加させることが報告されており, 注意が必要です。

9. 分子標的治療薬 (経口薬) と制酸薬

一部の分子標的治療薬 (経口薬：ゲフィチニブ, ダサチニブ, エルロチニブ, パゾパニブ, ニロチニブなど) は, 制酸薬 (プロトンポンプ阻害薬などの胃内pH上昇薬剤) との併用により吸収が低下し, 効果が減弱する可能性があります。これらの薬剤の溶解性は, pHに依存することから, 胃内pHが上昇した条件下において吸収が低下し, 効果が減弱する可能性があります。例えば, ゲフィチニブではpH5以上の投与でAUCが約50%に低下することが報告されています (現在のところ本併用による臨床効果への影響は明確には報告されていません)。したがって, 併用はリスクとベネフィットを十分に考慮して行うことになります。特に, プロトンポンプ阻害薬は24時間にわたって胃酸分泌抑制作用が持続するため, 投与間隔を空けても十分な回避は不可能であると考えられます。

10. メルカプトプリンと尿酸生成抑制薬

尿酸生成抑制薬 (アロプリノール, フェブキソスタット) の併用により, メルカプトプリンの骨髄抑制などの副作用が

増強することがあります。メルカプトプリンは，体内でキサンチンオキシダーゼにより 6-チオ尿酸となり失活します。そのため，キサンチンオキシダーゼを阻害する尿酸生成抑制薬の併用により，メルカプトプリンの血中濃度が上昇する可能性があります。実際，白血病患者において，アロプリノールとの併用によりメルカプトプリンの AUC が約 5 倍に上昇したとの報告があります。フェブキソスタットに関しては，新薬でエビデンスもないため併用禁忌となっています。アロプリノールに関しては，やむをえず併用する際にはメルカプトプリンの用量を 1/3〜1/4 に減量するように推奨されていますが，個人差も考えられ，その用量での併用による有効性および安全性の十分なエビデンスがあるわけではないので，原則併用を避けるべきと考えられます。

11.　メトトレキサートと非ステロイド性解熱消炎鎮痛薬

　非ステロイド性解熱消炎鎮痛薬（NSAIDs）の併用によって，メトトレキサートの中毒症状（骨髄抑制や腎機能障害など）が発現する可能性があります。これは，NSAIDs の腎プロスタグランジン生成阻害作用による腎血流・糸球体濾過速度低下に伴うメトトレキサートの腎排泄低下や，NSAIDs による尿細管分泌の阻害，メトトレキサートの腎排泄低下などが考えられており，相互作用の程度は患者の状態や NSAIDs の種類などで異なります。NSAIDs による糸球体濾過速度低下は個人差や薬剤差も大きいと考えられ，また，相互作用の機序として尿細管分泌の阻害なども報告されているため，相互作用の程度を個別に予測するのは困難です。したがって，

特に抗がん薬として，メトトレキサートを大量投与する場合にはNSAIDsの使用を原則避けるべきと考えます。同様にNSAIDsに限らず，腎毒性のある薬物はメトトレキサートの大量投与の際には一時中止するのが原則となります。

引用文献

1) 大野能之：がん化学療法を安全に行うために；抗がん剤の相互作用．がん化学療法レジメン管理マニュアル（濱　敏弘・監），医学書院，2012

2) Stockley's Drug Interactions Ninth edition（ed. by Karen B）. Pharmaceutical press, 2010

3) Jacqueline A G et al：Pharmacokinetic Drug Interaction Studies with Enzalutamide. Clin Pharmacokinet, 54(10)：1057-1069, 2015

4) ヤンセンファーマ：アーリーダ錠，添付文書より（改訂1版2020年5月）

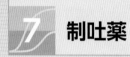

制吐薬

制吐薬における相互作用のマネジメント

　選択的NK₁受容体拮抗薬であるアプレピタントは，コルチコステロイドおよび5-HT₃受容体拮抗薬と併用され，抗悪性腫瘍薬投与に伴う悪心・嘔吐の予防に繁用されている薬剤です[1]。アプレピタントは主としてCYP3Aより代謝され，一部はCYP1A2およびCYP2C19によって代謝されます。また，アプレピタントはCYP3Aの阻害・誘導作用およびCYP2C9の誘導作用を有することが報告されています[2~3]。このため，アプレピタントはCYP3Aの阻害薬および誘導薬，CYP3A基質薬，CYP2C9の基質薬との併用に注意が必要です。また，種々の悪心や嘔吐に使用されているドパミンD₂受容体遮断薬のドンペリドンは主にCYP3Aで代謝されるため，CYP3A阻害薬との併用に注意を要します。

注意すべき制吐薬の相互作用

1. アプレピタントとCYP2C9基質薬

　アプレピタントはCYP2C9の誘導作用によりワルファリンの血中濃度を低下させ，効果を減弱させる可能性があることから併用注意とされており，アプレピタントの添付文書内の重要な基本的注意においても，「長期ワルファリン療法を施

行している患者には，がん化学療法の各コースにおける本剤
処方の開始から2週間，特に7日目から10日目には，患者の
血液凝固状態に関して綿密なモニタリングを行うこと」と記
載されています。

　これまでに健康成人（海外）においてアプレピタントを1
日目に125mg，2，3日目に80mg経口投与したとき，8日目
にS-ワルファリンの血漿中濃度のトラフ値は34％，PT-
INRは14％低下したことが報告されています[2]。しかし，健
常成人におけるアプレピタント投与後の血液凝固能の変動
が，抗悪性腫瘍薬投与患者においても同様にみられるのか確
認することは臨床的に重要です。すでに私たちは，抗悪性腫
瘍薬投与患者において，アプレピタント投与後に顕著に
PT-INRが減少し，アプレピタントとワルファリンの相互作
用が遷延したと考えられる2症例を報告しています（図1）[4]。

　しかし，抗悪性腫瘍薬投与患者におけるアプレピタントと
ワルファリンの相互作用の発現時期・遷延性や，ワルファリ
ンの作用減弱の程度について十分な情報が得られていません
でした。そこで，アプレピタントとワルファリンの併用症例
における血液凝固能への経時的な変化の調査を行いまし
た[5]。具体的には，アプレピタント投与前1週間，投与後1
週間，2週間，3週間におけるワルファリン平均投与量，
PT-INR平均値およびWSI（PT-INR平均値／ワルファリン
平均投与量）を用いてアプレピタント投与前後における血液
凝固能の変動について後向きに調査を行いました。図2にそ
の結果を示します。

　ワルファリンを服用中の患者のアプレピタント投与前1週

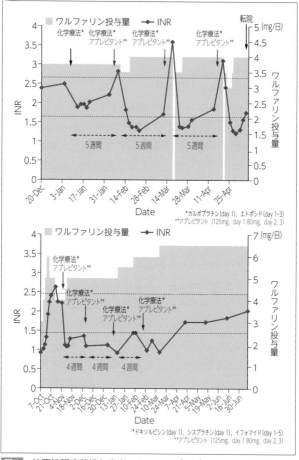

図1　抗悪性腫瘍薬投与患者においてアプレピタント投与後に顕著に PT-INR が減少し，アプレピタントとワルファリンの相互作用が遷延したと考えられた 2 症例

〔Ohno Y et al：Int J Clin Pharm, 36(6)：1134-1137, 2014 をもとに作成〕

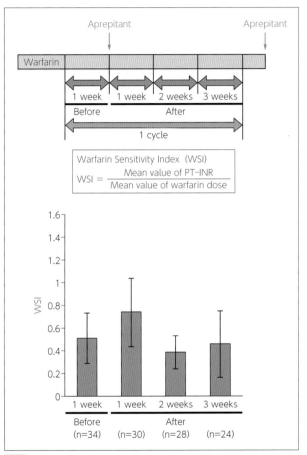

図2 ワルファリン服用患者におけるアプレピタント投与前後の投与量補正INR（WSI）の経時的変化

〔Takaki J, Ohno Y et al：Biol Pharm Bull, 39(5)：863-868, 2016 より〕

間，投与後1週間，2週間，3週間のWSIの平均値はそれぞれ0.51，0.74，0.38，0.46でした。この結果より，アプレピタントによるワルファリンの作用減弱はアプレピタント投与後2週目に現れやすい可能性が示唆されました。一方で，アプレピタント投与後1週目はWSIの有意な上昇を示し，抗悪性腫瘍薬を含めたアプレピタント以外の影響が考えられます。

　ワルファリンを服用している抗悪性腫瘍薬投与患者においてアプレピタントを投与する際には，アプレピタント投与後2週間は化学療法を含めた要因によるPT-INRの上昇と，アプレピタントによるPT-INRの減少が混在して起こると考えられ，PT-INRなど凝固能の十分なモニタリングが重要であると考えられます。

　なお，ワルファリンのほかにも，糖尿病用薬のスルホニルウレア薬やフェニトインなどが，CYP2C9の基質薬としてそれらの血中濃度低下に伴う作用減弱が起こることにも注意が必要です。健常成人においてCYP2C9の基質として知られているトルブタミドのAUC（血中濃度－時間曲線下面積）は，アプレピタント（1日目に125mg，2，3日目に80mg）投与後4，8，15日目にそれぞれ23，28，15％低下することが報告されています[3]。

2. アプレピタントとCYP3A基質薬

　アプレピタントは，短期間ではCYP3A基質薬の血中濃度を中等度増大させますが，その後2週間以内にその血中濃度は低下します。例えば，健康成人男性を対象に，アプレピタ

ントを1日目に125mg，2〜5日目に80mg経口投与し，ミダゾラム2mgを本剤投与前，1日目および5日目に経口投与したとき，ミダゾラムのAUCは1日目に2.27倍，5日目に3.30倍に上昇したことが報告されています[6]。一方で，健康成人を対象にアプレピタントを1日目に125mg，2〜3日目に80mg経口投与し，ミダゾラム2mgを本剤投与前，4日目，8日目および15日目に静脈内投与したとき，ミダゾラムのAUCは4日目に1.25倍，8日目に0.81倍，15日目に0.96倍であったことが報告されており，8日目にはむしろCYP3A誘導によるミダゾラムの血中濃度低下がみられていると考えられます[3]。

そのため，CYP3A基質薬のなかでも治療域の狭い薬剤（シクロスポリンやタクロリムスなど）や，血中濃度依存的に毒性が増強しやすい薬剤（抗がん薬など）との併用の際には注意を要します。

3. ドンペリドンとCYP3A阻害薬

ドパミンD_2受容体遮断薬のドンペリドンは種々の悪心や嘔吐に使用されていますが，主にCYP3Aで代謝されるため，CYP3A阻害薬との併用に注意を要します。ドンペリドンの血中濃度増大は，ドパミンD_2受容体遮断作用に基づく錐体外路障害のリスクの増大のほか，QT延長のリスクとなります。

健常成人を対象に，ドンペリドン40mg/日とケトコナゾール200mg/日を併用した相互作用試験において，ドンペリドンのAUCはケトコナゾールの併用により3倍に増大しまし

た。この結果からは，ドンペリドンの CR（CYP3A）は 0.67 と計算されます。この試験の男性被験者において QT 間隔は，ドンペリドンおよびケトコナゾール単独ではそれぞれ 4.2 ミリ秒および 9.2 ミリ秒でしたが，併用時の QT 間隔は 15.9 ミリ秒に延長したことが報告されています[7]。女性被験者では併用による QT 間隔の延長は認められませんでした。ドンペリドンとエリスロマイシンおよびケトコナゾールとの併用で検討した試験においても，同様の結果でした[8]。また，健常成人を対象に，ドンペリドン 20mg/日とイトラコナゾール 200mg/日を併用した相互作用試験において，ドンペリドンの C_{max} および AUC はイトラコナゾールの併用により約 3 倍に増大したことが報告されています[9]。

　以上のことから，ドンペリドンは強力な CYP3A 阻害薬との併用は避けるべきであると考えます。CYP3A 阻害薬の変更が困難な場合には，メトクロプラミドなどほかの制吐薬の代替薬として検討することも 1 つのマネジメント方法になる得るかと思います。

引用文献

1) Hesketh PJ et al：The oral neurokinin-1 antagonist aprepitant for the prevention of chemotherapy-induced nausea and vomiting：a multinational, randomized, double-blind, placebo-controlled trial in patients receiving high-dose cisplatin--the Aprepitant Protocol 052 Study Group. J Clin Oncol, 21：4112-4119, 2003

2) Depre M et al：Effect of aprepitant on the pharmacokinetics and pharmacodynamics of warfarin. Eur J Clin Pharmacol, 61 (5-6)：341-346, 2005

3) Shadle CR et al：Evaluation of potential inductive effects of aprepitant on cytochrome P450 3A4 and 2C9 activity. J Clin Pharmacol, 44(3)：215-223, 2004

4) Ohno Y et al：Persistent drug interaction between aprepitant and warfarin in patients receiving anticancer chemotherapy. Int J Clin Pharm, 36(6)：1134-1137, 2014

5) Takaki J, Ohno Y et al：Assessment of Drug-Drug Interaction between Warfarin and Aprepitant and Its Effects on PT-INR of Patients Receiving Anticancer Chemotherapy. Biol Pharm Bull, 39(5)：863-868, 2016

6) Majumdar AK et al：Effect of aprepitant on the pharmacokinetics of intravenous midazolam. J Clin Pharmacol, 47(6)：744-750, 2007

7) Boyce MJ et al：Pharmacokinetic interaction between domperidone and ketoconazole leads to QT prolongation in healthy volunteers：a randomized, placebo-controlled, double-blind, crossover study. Br J Clin Pharmacol, 73(3)：411-421, 2012

8) Templeton I et al：A physiologically based pharmacokinetic modeling approach to predict drug-drug interactions between domperidone and inhibitors of CYP3A4. Biopharm Drug Dispos, 37(1)：15-27, 2016

9) Yoshizato T et al：Itraconazole and domperidone：a placebo-controlled drug interaction study. Eur J Clin Pharmacol, 68(9)：1287-1294, 2012

8 吸収過程における消化管内での相互作用

はじめに

　薬の体内動態に関する相互作用は，吸収，分布，代謝，排泄の過程に分類できます。実態としては，薬物代謝およびトランスポーターの活性変動に伴うもの，なかでも CYP の関与するものが多いため[1]，主として前項までは CYP が関与する相互作用について解説しました。しかし，そのほかの重要な機構として，吸収過程における消化管内での相互作用（図1）があげられます。例えば，金属カチオン含有製剤との併

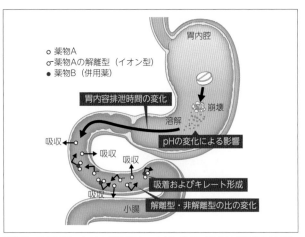

図1　吸収過程における消化管内での相互作用（赤枠は相互作用の例）

用によるニューキノロン系抗菌薬の吸収低下の相互作用など
は，薬剤師が併用薬を確認して，医師や患者へ情報提供を行
うなどのマネジメントを行う機会が少なくありません。吸収
過程におけるそのほかの相互作用としては，小腸壁における
CYP3Aによる代謝やP糖蛋白質による汲み出しの阻害，誘
導による相互作用，フルーツジュース（グレープフルーツ，
オレンジ，アップル）による吸収低下などの相互作用もあり
ますが，ここでは，実際にマネジメントする機会が多いと思
われる「消化管内pHの変化による相互作用」と「吸着およ
びキレート形成による相互作用」について解説します。

消化管内pHの変化による相互作用

　薬の消化管吸収に際して，固形薬剤の場合には消化管内に
おける崩壊性および溶解性がまず問題となります。これらに
与える影響により薬物間相互作用が生じる場合として，併用
薬による消化管内pHの変化があります。例えば，イトラコ
ナゾールの固形経口剤は，プロトンポンプ阻害薬であるオメ
プラゾールと併用すると，オメプラゾールの酸分泌量低下作
用による胃内pHの上昇により，イトラコナゾールの消化管
での溶解性が低下し，AUCが64％，C_{max}が66％低下するこ
とが報告されています（図2）[2]。一方，イトラコナゾールを
溶解補助剤（ヒドロキシプロピル-β-シクロデキストリン）
で溶解した内用液製剤は，胃酸による溶解を必要としないた
め，オメプラゾールを併用してもその吸収は影響されないこ
とが確認されています[3]。

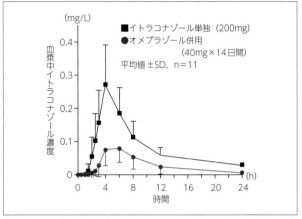

図2　オメプラゾール併用によるイトラコナゾール固形経口剤の吸収阻害

〔Jaruratanasirikul S, et al：Eur J Clin Pharmacol. 54：159-161, 1998 より引用〕

　表1には，消化管内pH上昇による相互作用を起こすことが知られている主な薬物を示しました。例えば，抗がん薬の中でも経口分子標的治療薬はpH依存的な溶解性を示す薬物が多く，そのため，プロトンポンプ阻害薬などと併用し胃内pHが上昇すると，溶解性が低下して吸収が低下することが報告されています。これらの吸収低下は，全身曝露量の減少に伴う治療効果減弱を引き起こす可能性があります。ただし，これらの経口分子標的治療薬を服用する患者では何らかの制酸薬の併用を必要とすることも多いため，一律に併用を避けることは現実的ではありません。また，抗HIV薬もpH依存的な溶解性を示す薬物が多く，アタザナビルやリルピビリンはプロトンポンプ阻害薬と併用禁忌になっています。

表1　pH上昇による吸収阻害の主な相互作用

メカニズム	相互作用を受ける薬物	血中濃度を低下させる薬物	投与間隔をあけて回避する際の注意
pH上昇による吸収阻害	アゾール系抗真菌薬　イトラコナゾール　（内用液を除く）抗悪性腫瘍薬　ゲフィチニブ　ダサチニブ　エルロチニブ　パゾパニブ　ニロチニブ抗HIV薬　アタザナビル　サキナビル　リルピビリン　インジナビル	プロトンポンプ阻害薬H₂受容体拮抗薬制酸薬	できる限り投与間隔をあける必要があるが，特にプロトンポンプ阻害薬は作用の持続性が高く，投与間隔をあけても十分な回避が困難と考えられる

■，▓，▒は，血中濃度のAUCの変化が1/5，1/3，1/2以下におおむね対応する。

　消化管内pHの変化による相互作用の回避方法としては，併用薬の投与のタイミングをずらすことが一般的ですが，プロトンポンプ阻害薬ではその酸分泌量低下作用が不可逆的で持続性があるので，投与間隔をあけたとしても十分な回避は困難です。

　なお，消化管内のpHの変化が薬剤の消化管吸収に及ぼす影響は，溶解性に関係するものだけではなく複雑な面もあります。例えば，一般に消化管からは非解離型（非イオン型）の分子のみが吸収されますが，消化管内pHの変化は非解離型と解離型の比に影響します。また，胃内容物排出速度にも影響を与えることが知られています。

吸着による相互作用

　消化管内で同時に投与した薬物間で，直接的に物理化学的な相互作用が働くことがあります。例えば，陰イオン交換樹脂製剤であるコレスチラミンは，消化管内の胆汁酸を吸着してコレステロールの吸収を阻害する，脂質異常症治療薬として古くからある薬剤です。しかし，逆にワルファリン，ジギタリス製剤，メフェナム酸など，多くの薬剤も同時併用により吸着して吸収が低下します[4]。このような理由から，現在コレスチラミンは（ほかの有用な脂質異常症治療薬が多く開発されたこともあり）ほとんど使用されなくなりましたが，この吸着の相互作用を利用して，抗リウマチ薬であるレフルノミドの解毒薬としての効能効果を取得しています。すなわち，レフルノミドはその活性代謝物が腸肝循環を受けるために半減期が2週間と長いですが，重篤な副作用が発現した場合などに速やかに体内から消失させる必要があり，コレスチラミンはその腸肝循環を阻害し体内からの除去に有用となります[4]。

　リン吸着薬であるセベラマーやビキサロマーはリン酸結合性ポリマーであり，食物中のリンを消化管内で吸着させて便とともに排泄させることで，高リン血症の治療および予防をする薬剤です。しかし，ほかの薬剤と同時に服用した場合，併用薬の吸収を遅延あるいは減少させるおそれがあります。例えば，ビキサロマーはアンジオテンシン受容体拮抗薬のバルサルタンを同時併用すると，バルサルタンの血中濃度を約30〜40%に低下させることが臨床開発時のデータで示されて

います。ただし，ほとんどの薬剤については，実際にどれくらい吸収が低下するかは明らかではありません。また，特にセベラマーでは臨床開発時にこのようなヒトでの吸着試験のデータがないことから，ビキサロマーよりも添付文書で具体的に注意喚起されている薬剤が少ないですが，機序的には同様の相互作用を起こすことが十分に考えられます。したがって，いずれの薬剤も，特に抗てんかん薬，抗不整脈薬など安全性および有効性に臨床上重大な影響を及ぼす可能性のある経口薬剤を併用する場合は，可能な限り間隔をあけて投与し，併用薬の作用の変化についても慎重に観察する必要があります。

キレート形成による相互作用

　消化管内において難溶性のキレートを形成するために吸収が低下する薬物も少なくありません。表2には，消化管内でのキレート形成による相互作用を起こすことが知られている主な薬物を示しました。例えばニューキノロン系抗菌薬は，アルミニウムやマグネシウムなどの金属カチオンを含む制酸薬と同時併用すると，キレートを形成し吸収が低下することが知られています。図3には，ニューキノロン系抗菌薬であるノルフロキサシン，エノキサシン（国内販売終了），またはオフロキサシンを単独投与あるいは水酸化アルミニウムゲルを同時投与した際の，それぞれのニューキノロン系抗菌薬の血漿中濃度推移を示しました[5]。ノルフロキサシンの場合は著しく吸収が低下しますが，オフロキサシンの場合は約

| 表2 | キレート形成による吸収阻害の主な相互作用 |

メカニズム	相互作用を受ける薬物	血中濃度を低下させる薬物	投与間隔をあけて回避する際の注意
キレート形成による吸収阻害	**ニューキノロン系抗菌薬** シプロフロキサシン シタフロキサシン トスフロキサシン ガレノキサシン モキシフロキサシン レボフロキサシン **テトラサイクリン系抗菌薬** ドキシサイクリン ミノサイクリン **セフェム系抗菌薬** セフジニル **トロンボポエチン受容体作動薬** エルトロンボパグ	金属カチオン含有制酸薬 鉄剤（セフジニルに対しては血中濃度のAUCの変化が1/10） 高リン血症治療薬 （セフジニルに対しては不明） 炭酸ランタン 炭酸カルシウム	一般に「相互作用を受ける薬物」の服用時間の4時間前あるいは2時間後に「血中濃度を低下させる薬物」を服用することが推奨される。 ただし、やむをえずセフジニルと鉄剤を併用する際には、セフジニル投与後3時間以上の間隔をあけて鉄剤を服用する必要がある

■，■，■は，血中濃度のAUCの変化が1/5，1/3，1/2以下におおむね対応する。

50％の低下であり、ニューキノロン系抗菌薬の種類によってその吸収低下の程度は異なります。また、金属カチオンの種類によっても吸収低下の程度は異なり、ニューキノロン系抗菌薬の場合、一般にアルミニウムやマグネシウムに比べれば鉄やカルシウムの影響の方が小さいです。表3には、ニューキノロン系抗菌薬と各種金属カチオンとの組み合わせにおける添付文書の注意区分とニューキノロン系抗菌薬のAUC変化をまとめました。

　金属カチオン含有制酸薬をシプロフロキサシン投与2時間半前に投与しても、シプロフロキサシンの吸収は著しく阻害されていることが報告されており[6]、キレート形成による相互作用を回避するためには、一般にニューキノロン系抗菌薬

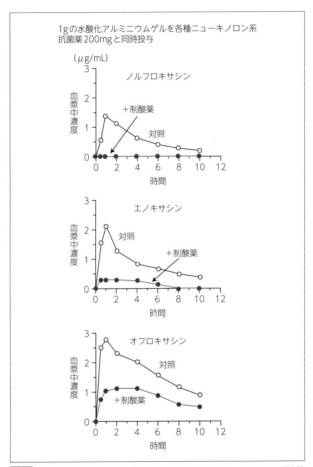

1gの水酸化アルミニウムゲルを各種ニューキノロン系抗菌薬200mgと同時投与

図3　水酸化アルミニウムゲルとの併用によるニューキノロン系抗菌薬の吸収阻害

〔Shiba K, et al：薬物動態, 3：717-722, 1988 より引用〕

表3　ニューキノロン系抗菌薬と金属カチオンの相互作用一覧

金属カチオン製剤	ニューキノロン系抗菌薬					
	レボフロキサシン（クラビット）		シプロフロキサシン（シプロキサン）		トスフロキサシン（オゼックス）	
	添付文書	AUC	添付文書	AUC	添付文書	AUC
アルミニウム・マグネシウム配合剤	注意	n.d.	注意	15%	注意	n.d.
アルミニウム配合剤	注意	56%	注意	15% 12%	注意	29% 63%
マグネシウム配合剤	注意	78%	注意	21%	注意	46%
鉄剤	注意	81%	注意	n.d.	注意	84%
カルシウム剤	—	97%	注意	48% 65%	注意	58%

▨ ×　▢ !　▨ ▲　　n.d.：データなし
「—」は添付文書に記載なし。「添付文書」欄のカッコ内の記載は，ニューキノロン系抗菌薬の添付文書のみの記載。
枠内の色は予測されるAUC変化率から評価される注意喚起の程度を示す。
「AUC」欄の値は単独投与時に対する%。

の服用時間の4時間前，あるいは2時間後に金属カチオン含有制酸薬を服用することが推奨されます。ただし，相互作用の程度や服薬アドヒアランスも考慮して，状況に応じて，金属カチオンを含まない消化性潰瘍治療の代替薬に変更するといったマネジメントも考えられます。

　鉄剤とのキレート形成による吸収低下の程度が特に大きい薬物として，セフェム系抗菌薬のセフジニルがあります。セフジニルを単独投与したとき，鉄剤を同時投与したとき，およびセフジニル投与3時間後に鉄剤を投与したときのセフジニルの血漿中濃度推移が報告されています[7]。鉄剤を同時投

ニューキノロン系抗菌薬							
モキシフロキサシン (アベロックス)		シタフロキサシン (グレースビット)		ガレノキサシン (ジェニナック)		ラスクフロキサシン (ラスビック)	
添付文書	AUC	添付文書	AUC	添付文書	AUC	添付文書	AUC
注意	74%	注意	n.d.	注意	42%	注意	68%
注意	40%	注意	25%	注意	n.d.	注意	n.d.
注意	n.d.	注意	50%	注意	n.d.	注意	n.d.
注意	61%	注意	72%	注意	n.d.	注意	n.d.
―	98%	注意	45%	注意	n.d.	注意	n.d.

与したとき，セフジニルの血中濃度は1/10以下にまで低下します。一方で3時間後に鉄剤を服用した場合には，ある程度血中濃度の低下は認められますが，統計的に有意な差ではありません。この報告から，やむをえず鉄剤を併用する際には，セフジニル投与後3時間以上の間隔をあける必要があるといえます。ただし，セフジニルでないといけないという状況はほとんどないのではないかと思います。

引用文献

1) 千葉　寛：チトクローム P450 を介した薬物間相互作用．ファルマシア，31：992-996, 1995

2) Jaruratanasirikul S et al：Effect of omeprazole on the pharmacokinetics of itraconazole. Eur J Clin Pharmacol. 54：159-161, 1998

3) ヤンセンファーマ株式会社：イトリゾール®内用液 1%，インタビューフォーム（改訂第 16 版，2018 年 2 月改訂）

4) サノフィ株式会社：クエストラン®粉末 44.4%，インタビューフォーム（改訂第 7 版，2012 年 10 月改訂）

5) Shiba K et al：Effect of aluminum hydroxide, an antacid, on the pharmacokinetics of new quinolones in humans. 薬物動態，3：717-722, 1988

6) Nix DE et al：Effects of aluminum and magnesium antacids and ranitidine on the absorption of ciprofloxacin. Clin Pharmacol Ther, 46：700-705, 1989

7) Ueno K et al：Impairment of cefdinir absorption by iron ion. Clin Pharmacol Ther, 54：473-475, 1993

補 論

薬物相互作用
ガイドラインと
添付文書の記載

薬物相互作用ガイドラインと添付文書の記載

はじめに

　薬物相互作用は新薬開発にとっても大きなリスクです。薬物相互作用に関連した副作用により実際に発売中止に至った薬は，近年に限ってもソリブジン，テルフェナジン，ミベフラジル，アステミゾール，シサプリド，セリバスタチンなど多数あり，相互作用は新薬の発売中止の主要な原因であるといっても過言ではありません。このリスクを避けるためには，発売前に十分な臨床試験を重ねることが重要ですが，薬物相互作用の場合は調べるべき薬が多いので，これを合理的に絞り込まないと意味のある評価になりません。この相互作用検討のプロセスを標準化するために，日米欧の当局はそれぞれ規定を設けています。このような規定は，臨床で薬剤の適正使用に関わる薬剤師，医師にとっても実はたいへん重要です。なぜなら，併用注意，禁忌などの分類，あるいは相互作用を説明する添付文書は，これらの規定に従い実施された試験の成績に基づいて定められているからです。相互作用を調べる実験や臨床試験の背景および信頼性を知ることで，そこから生まれた情報をより上手に活かすことができます。

各国の薬物相互作用ガイドラインと策定までの経緯

　現在の世界各国の薬物相互作用を系統的に予測して対処しようという方針の1つの出発点は，米国食品医薬品局（FDA）が2004年に発表した「クリティカルパス・イニシャチブ白書」[1]です。クリティカルパスとは医薬品開発の生命線になる重要な問題のことで，この白書は，「新薬開発促進のためにFDAはイニシャチブをとる」という意思表明ともいえるものです。この頃はちょうどヒトゲノム計画が完遂した時代で，内容はバイオマーカーやモデリングを利用して新薬開発を活性化しようという大変意欲的なものでした。その後に，このモデリングの考え方をもっとも有効に活用したのが薬物相互作用だといわれています。その後に続いて，米国では薬物相互作用ガイダンス案が発表されましたが，多くの議論があり，案のままで運用される時代が長く続きました。案が最終化されたのはなんと2020年になってからです[2, 3]。その間に欧州医薬品庁（EMA）では，2012年に先に相互作用ガイドラインを定めました[4]。

　日本はというと，実は2001年にすでに「薬物相互作用の検討方法について」という先進的な解説文書を発表していましたが[5]，このような米国，欧州の流れとの調和を考慮して「医薬品開発と適正な情報提供のための薬物相互作用ガイドライン」の策定を進め，2018年に正式に発出しました[6]。筆者（樋坂）もこの策定作業に長く関わった1人です。さらに，現在はこれらの背景のもとに，薬物相互作用は医薬品規制調和国際会議（ICH）でトピックM-12として取り上げること

が決定されており，日本も主要メンバーとして策定が進められています。

　このように，薬物相互作用への対処は長い時間をかけて規制当局，企業，そして多くの研究者の間の国際的で活発な議論を経て形成されてきたものなのです。また，このガイドラインの後に日本では，医薬品開発における薬物動態解析に関連して「母集団薬物速度論／薬力学解析ガイドライン」[7]，「医薬品の曝露−反応解析ガイドライン」[8]，そして「生理学的薬物速度論モデルの解析報告書に関するガイドライン」[9]と相次いで規制文書が発出されており，これでようやくこの分野でモデリングを活発に利用する環境が総合的に整備されたといえます。クリティカルパス・イニシャチブ白書から数えると，16年もの年月が経過しています。

ガイドラインと医療現場での薬物相互作用管理の関係

　ところで，各国の薬物相互作用の規制文書の中で，なぜ日本のガイドラインのみが表題に「適正な情報提供のための」とのちょっと異質な修飾句が入っているのでしょうか。これは，薬物相互作用を確実にマネジメントするためには，新薬承認に必要な情報を開発の過程で収集するだけでは足りず，その情報をわかりやすく医療従事者に伝え，かつ実行されなければならないとのメッセージを強調するものなのです。ほかの国の相互作用の規制文書，あるいは日本でも相互作用以外の薬物動態関連のガイドラインは，新薬の承認申請に必要な条件の記載に少し特化したものなのです。さらに具体的に

いえば，この「医薬品開発と適正な情報提供のための薬物相互作用ガイドライン」の良さは，相互作用のどのレベルの情報を，医薬品添付文書のどこに記載し，それを臨床でどのように利用するかといった流れがセットとして考えられている点なのです。これが，このガイドラインは基本的には新薬開発のための文書ではあるものの，薬剤師をはじめとする一般の医療従事者にも，そのエッセンスをぜひ知っていただきたいと私が考える理由です。ご参考までに，日本医療薬学会では同様な理由で数年前から薬物相互作用の学術小委員会を立ち上げており，薬剤師にこのガイドラインに関連した情報の周知を図る活動を継続しています。

さて，新しいガイドラインにおける薬物相互作用のマネジメントの基本は何でしょうか。これは，立場によって違う意見も出るでしょうが，私からは「相互作用をグループとグループの組み合わせとして考える」ということだと述べておきます。これまでの相互作用の考え方は，特定の薬剤同士の組み合わせ，すなわち"点と点"で管理するやり方でした。この考え方は，現在のように薬剤が増えて多様になると，齟齬のない対応が現実的に不可能になります。新しい考え方は，"グループとグループ"の組み合わせで管理します。点から面への進化といえるでしょう。これにより，すべての薬に適切な網をかけることが可能になるのです。ここで，グループをどのような薬の種類で構成するかが課題になりますが，実は薬物動態学の理論に基づいて考えると結論はほとんどぶれません。今回，ガイドラインの策定の過程で，日米は期せずして全く同じ結論に到達しました。ですので，現在の

ガイドラインのグループ分けの適切さは自信を持って勧められるもので，各国の間の違いもありません。

そうはいっても，この方法論には新しいなりの課題点もあります。最大の問題は，医療従事者がそのグループ分けの理由を正しく理解できるかという点です。本書では薬物血中濃度の変化を伴う相互作用を述べていますので，グループ分けにはどうしても薬物代謝酵素やトランスポーター等の薬物動態の基礎知識が必要です。これには，本書のような解説書の周知や関連の勉強会の開催などの活動が必要と考えています。もう1つの問題は，グループとグループの境界をどう適切に定めるかという点です。規制文書としては，根拠を持って定めたら修正しないことが望ましいのですが，情報が不足することの多い多数の薬について，これを完全に達成することは不可能です。曖昧なものや修正を頑なに拒む姿勢をとると，結局は元の不完全な注意喚起に逆戻りしかねません。それは隠れたリスクに目をつぶることになり，患者さんのためになりません。この方法論のメリットを理解して，少しの修正は許容しつつ，それなりの年月をかけて少しでもより良いものを構築する継続的な努力が必要です。

代謝酵素の活性変動を伴う相互作用

新薬が代謝酵素の阻害や誘導などの活性変動により相互作用を受ける可能性があるかを知るには，その薬の重要な代謝酵素の種類とその代謝の程度を調べる必要があります。これは，CYPの基質薬であれば分子種ごとの寄与率（CR）を評

価することを意味します（第1章の2を参照）。このCRは，相互作用の臨床試験におけるAUCの変化から計算するのが望ましいと私たちは考えていますが，新薬の臨床試験の実施前には不可能です。そこで，肝臓のCYPが新薬を代謝する能力を試験管の中で測定し，それぞれのCYP分子種が代謝に寄与する割合を求めます。これをfm（fraction metabolized）とよび，臨床試験を実施するまではこの値をCRの代わりにして相互作用の可能性を予測します。ただし，試験管の中の実験は条件が *in vivo* とは異なるので，fmとCRはなかなか一致しません。また，そもそもCYP以外の機構で消失する経路がある場合には，この実験系では評価ができません。しかし一般的にいえば，試験管の中でもCYPの基質薬はかなり妥当な評価が可能です。

　新薬がほかの薬に薬物相互作用を与える可能性については，どのように評価するのでしょうか。そのためには，新薬がそれぞれのCYPの分子種の活性を阻害あるいは誘導する濃度を，やはり試験管の中の実験で求め（K_i あるいは IC_{50}，ED_{50} などとよびます），その濃度をヒトの血中濃度の予測値と比較し，臨床投与量で相互作用が生ずるかを予測します。これも大まかにいえば，臨床試験の前にIRあるいはICを予測する試みといえます。このような試験管での実験に基づき，相互作用が生ずる可能性があると判断された場合に，実際に臨床試験で相互作用の有無を検証します。

　このような試験管での実験には大きな誤差があります。その程度は10倍に及ぶことは普通であり，まれには100倍にもなることがあります。そもそもトランスポーターの関与する

相互作用など，実験条件の設定が難しいものもあります。一方で誤差が大きいといっても，例えば100倍を超えることは頻度としては少なくなります。ラットなどの動物実験をもっと上手に使えないのかと考える人がいるかもしれませんが，相互作用の場合，酵素そのものに種差があるので，時には100倍以上の誤差を生じてしまい，ほとんど役に立ちません。したがって，臨床試験の前にはヒトの酵素を使って試験管での実験を行い，誤差が10～100倍程度になることを十分に計算に入れたうえで，怪しければ臨床試験で検証するというのが一般的にとられる戦略です。ここではわかりやすくするために10倍あるいは100倍との数字をあげましたが，実際には分子種，実験方法，解析方法などにより大きな差があります。

トランスポーターを介する相互作用

　薬物動態に関係するトランスポーターの報告はこの10年間ほどでたいへん増加し，それに伴い薬物相互作用の中での役割も明らかになってきました。各国のガイドラインの改訂が必要になった背景には，このような新しい知見を取り込む必要が出てきたことがあります。日米欧3極の規制文書は，いずれもかなりのスペースを割いて，最近の研究の進歩をトランスポーターの相互作用の解説に記載しています。しかし一方で，代謝酵素に比べると，トランスポーターの相互作用は，試験管での実験からヒトでの影響を予測することがまだ難しく，相互作用の評価はどうしても臨床試験に頼らざるを

えない点は重要なので，よく意識しておく必要があります。したがって，PISCSも現状ではあまり役に立ちません。FDAの文書では，ヒトで相互作用に関係する可能性のあるトランスポーターとして，小腸のP-gp，BCRP，肝臓のOATP1B1，OATP1B3，腎臓のOAT1，OAT3，MATE1，MATE2-K，OCT-2をあげています（図1）。ただし，基質特異性を細かく分類するのは難しいものがあり，OATPおよびOATはそれぞれまとめて扱われます。MATEとOCT2の3つもまとめて扱っています。この選択は，EMAおよび日本のガイドラインでもおおむね踏襲されています。少し詳しく述べると，薬物がこれらの部位で細胞を透過するためには，入口側と出口側の2回の膜透過が必要です。一般には，それぞれの平滑な側の細胞膜を基底膜，凹凸に富む側を頂端膜あるいは刷子縁膜とよびます。細胞の中で特定のトランスポーターは，ほとんどの場合にどちら側かの膜にのみ発現しています。例えば，代表的なトランスポーターであるP糖蛋白質（P-gp；遺伝子名でMDR1ともよばれる）は一般に頂端膜に発現しており，図1から読み解くならば，小腸では薬の吸収を阻害し，肝臓では胆汁排泄を促進し，腎臓では尿細管分泌を促進するということです。

　これらのパターンをすべて覚えるのは，一般の薬剤師にとってはちょっと大変過ぎるかもしれません。ですので，トランスポーターを介する相互作用で一般に覚えておくべきなのは，小腸のP-gpの阻害による吸収の促進，肝臓のOATPの阻害による排泄の遅れおよび腎臓のOATやOCTの阻害による排泄の遅れ，この3つだと意識するとよいでしょう。そ

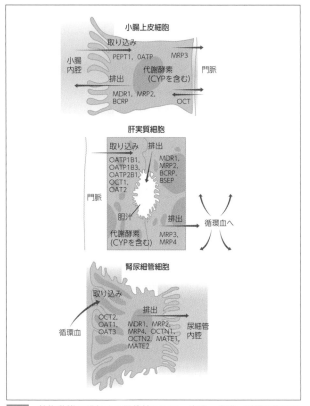

図1 薬物動態に関与する可能性のある，小腸，肝臓，腎臓の取り込みおよび排出トランスポーター

〔FDA（CDER）：Guidance for Industry：Drug Interaction Studies-Study Design, Data Analysis, Implications for Dosing and Labeling Recommendations をもとに作成〕

れ以上の詳しい情報については，調べられる参考書を手元に
置いておくのがよいでしょう。

　表1においてトランスポーターを介する顕著な相互作用の
事例を示しますが，ここでもう1つ注目すべきは，強い阻害
薬として働く薬剤は限られているということです。一般的な
薬剤としては，リトナビルなどの抗HIV薬，シクロスポリ
ン，プロベネシド，シメチジンなどを覚えておくとよいで
しょう。なお，イトラコナゾール，エリスロマイシンなどは
P-gpの阻害がありますが，これらはCYPの阻害も強く，
P-gpとの寄与の区別が難しいのが現実です。したがって，
P-gpの影響を含めたCYPの阻害薬として合計されたCRあ
るいはIRを使って相互作用に対応することでほぼ大丈夫で
す。リファンピシンは，単回投与ではOATP1Bの阻害が強
く臨床試験での検出に使われますが，臨床的には反復投与時
の誘導作用の方が問題となります。BCRPは多くの基質薬，
阻害薬についてP-gpとの活性の区別が明確ではなく，今後
の研究がまだ必要なトランスポーターです。

　上記のように現状を分析するならば，臨床の現場で相互作
用に注意すべきトランスポーターを介する相互作用の種類と
数はかなり限られているので，しっかりと個別に認識して対
応することが肝心です。

表1 薬物動態的相互作用に関与するトランスポーターの基質薬,
阻害薬,誘導薬の例

名称[1]	発現組織[2]	機能	
P-gp (MDR1)	<u>小腸</u>,腎臓,肝臓,脳	排出トランスポーター	
BCRP	<u>小腸</u>,腎臓,肝臓,脳,胎盤, 乳腺	排出トランスポーター	
OATP1B1 OATP1B3	<u>肝臓</u>	取り込みトランスポーター	
OCT2 MATEs	<u>腎臓</u>	取り込みトランスポーター	
OAT1 OAT3	<u>腎臓</u>	取り込みトランスポーター	

この表は網羅的なものではないことに注意されたい。また,トランスポーターの
関与する相互作用は,複合的な要因で起きる場合も多い。
1) P-gp:P-glycoprotein BCRP:breast cancer resistance protein
OATP:organic anion transporting polypeptide OCT:organic
cation transporter MATE:multidrug and toxic compounds
extrusion OAT:organic anion transporter
2) 薬物相互作用に関与する重要な部位を下線で強調した。

相互作用ガイドラインとPISCS

　薬物相互作用の規制文書は,いずれの国でも非臨床試験を
評価の開始点としていることから,従来の試験管内のパラ
メータを使った考え方がベースとなってまとめられていま

主な基質薬	主な阻害薬	主な誘導薬
サキナビル，インジナビル，パクリタキセル，ドセタキセル，ジゴキシン，アリスキレン，ロペラミド	リトナビル，ネルフィナビル，イトラコナゾール，エリスロマイシン，シクロスポリン	リファンピシン，セントジョーンズワート
スルファサラジン	（遺伝子変異に伴う変化が知られている）	－
プラバスタチン，アトルバスタチン，ロスバスタチン，ベザフィブラート，アスナプレビル，バニプレビル，グラゾプレビル，グレカプレビル	シクロスポリン，リファンピシン（単回投与），アタザナビル	リファンピシン（反復投与）
シメチジン，メトホルミン	シメチジン	－
メトトレキサート	プロベネシド	－

す。なお，CR，IRあるいはPISCSの考え方はまだ世界中に広がっているとはいえないので，用語としてガイドラインの中ではあまり使ってはいません。ガイドラインの中では，むしろ生理学的薬物速度論（PBPK）を利用する記載が目立ちます。しかし，医薬品開発時はともかく，日常の臨床で

211

PBPKを利用するのは難しく，正しく用いるならPBPK解析もCR-IR法も同じクリアランス理論に基づいているので，結果は大きくは違いません。そのような理由で，この本ではPISCSやCR-IR法に基づいた説明をしています[10, 11]。

　一方で，PISCSとはよばずとも，ガイドラインの規定にはPISCSに似た枠組みが存在しています。それは，阻害薬および誘導薬を「強い」，「中程度」，「弱い」の3段階に分類している点です（表2）。阻害薬および誘導薬の分類の基準は，「感度の高い基質薬」のAUCを「強い阻害薬」あるいは「強い誘導薬」は5倍以上あるいは1/5以下に変動させる，というように臨床試験の結果がもととなっています。この分類は日米の規制文書で基本的に一致しています。PISCSでは強い阻害薬はIRが0.8以上に対応するなど，関係を容易に考えることができます。日米の規制文書の分類の目的は，添付文書などで薬物相互作用の可能性を述べるときに，分類を明確にしてわかりやすくすることにあります。これに対してPISCSでは，分類するだけでなくさまざまな組み合わせで実際に起こる相互作用の程度を予測することが含まれています。そのような多少の違いがあっても，臨床上の管理は*in vivo*におけるAUCの変化，言い換えるとクリアランスの変化に基づいて行うのが適切であり，この分類が重要との点でガイドラインとPISCSは一致しているのです。

表2 PISCSと日米の相互作用規制文書におけるCYPの関連する相互作用薬の分類

【阻害薬】

カテゴリー	IR	PISCSの分類	ガイドライン等での分類
薬物動態	0.9～1.0	非常に強い	強い
	0.8～0.89	強い	
	0.7～0.79	若干強い	中程度
	0.5～0.69	中程度	
	0.3～0.49	弱い	弱い
	0.1～0.29	かなり弱い	

【基質薬】

カテゴリー	IR	PISCSの分類	ガイドライン等での分類
薬物動態	0.9～1.0	高度に選択的	相互作用を受けやすい
	0.8～0.89	選択的	
	0.7～0.79	若干選択的	相互作用の受けやすさが中程度*
	0.5～0.69	中程度	
	0.3～0.49	弱い	－
	0.1～0.29	かなり弱い	
安全性	－	群ごとに設定	基質薬ごとに記載

誘導薬の分類は阻害薬と同様であるので省略した。
＊米国ではこの分類を明記していない

添付文書における薬物相互作用の注意喚起

　添付文書における相互作用の注意喚起についてもう少し詳しく述べると，相互作用を与える「相互作用薬」すなわち阻害薬や誘導薬と，相互作用を受ける「被相互作用薬」すなわち基質薬では大きな違いがあります。

　まず，「相互作用薬」は他剤の薬物動態に与える影響の強さが一番問題と覚えましょう。PK（pharmacokinetics）が問題なのです。したがって，例えば阻害の強いあるいは弱いが問題となり，同じ強度の阻害薬であれば，同じ程度の注意喚起が必要と考えられます。強い阻害薬の場合には，影響を与える可能性のある薬剤が一般に多く，しかもそれは新薬が生まれるたびに増えるので，添付文書にそれをすべて記載することはこれまでの点と点での対応では難しくなります。この点を考慮して，新しいガイドラインでは，特に相互作用薬の多いCYP3Aの阻害薬・誘導薬の場合には，禁忌である重要な相互作用はすべての組み合わせを添付文書に記載するが，注意のものは代表例のみを記載し，個々の薬剤名については基質薬の側の添付文書を参照することとしています。

　一方で「被相互作用薬」の相互作用の注意喚起のレベルを決めるには，薬物動態的な変化だけではなく，その薬の副作用や安全域，さらには治療の代替えの可能性の有無が問題です。この部分はPISCSの論理と同じです。基質薬はPD（pharmacodynamics）が問題なのです。ですから，相互作用に対する具体的対処は，基質薬の側の添付文書に書く必要があります。新しいガイドラインでは，CYP3Aの基質薬の場合には，阻害薬・誘導薬の数が多いことから禁忌はすべての組み合わせを記載するが，注意はCYP3Aの強い阻害薬の併用は注意であることなどを，代表例をあげて記載することにしています。ですので，ここでいう強い阻害薬とはどういう意味で，どのような薬が含まれるかを医療従事者は知っておく必要があるということです。なお，薬物動態的な相互作用

についての注意喚起を薬効群でまとめて行うのは，医療従事者としてはわかりやすいのですが，同じ薬効群でも動態的な変化は大きく異なることが少なくないことからやめた方がよいでしょう。いずれの国のガイドラインでもこの方法は推奨されていません。

このすべての併用注意の組み合わせを添付文書に列挙しないといった合理化は，CYP3Aの阻害薬，誘導薬および基質薬に限った実施であり，ほかの分子種，あるいはトランスポーターについては数が限られているので，従来どおり個々の組み合わせを記載します。しかし，考え方の基本は変わりません。なお，これらの措置は新薬に取り入れられるもので，従来の薬剤については経過措置を検討しているところですが，相互作用に関係する薬剤を機構に基づいて分類し，その分類に従って記載をわかりやすくする方向性は，比較的早期に取り入れられる可能性があります。また，添付文書の情報を図としてもわかりやすくしようとの試みもあります。FDAのガイドラインで提案されているforest plotの例を図2に示しますが，確かにこのような図は限られたスペースで用量調整の必要性が即座に判断できる有用性が認められます。このような方向性は今後増えると考えられますが，気をつけないと早合点して誤用するリスクもないとはいえません。正しく理解し，慎重にメリットとデメリットを判断する必要がありそうです。

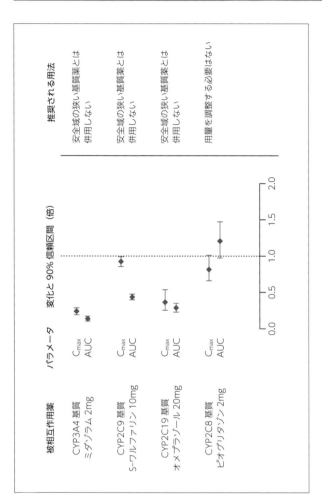

図2 forest plotによる薬物動態的相互作用の注意喚起の例

(エンザルタミドの米国添付文書の記載より作成)

ガイドラインの今後と薬剤師の役割

　相互作用が新薬開発の段階で見逃された場合には，薬が市場に出てから問題が顕在化することになります。実際に，本項の冒頭で述べた市場撤退に至った薬には，相互作用が未知であったために対処が適切になされず，被害を大きくしたものが少なくありません。強い相互作用よりも未知の相互作用が大きなリスクとなります。残念ながら，過去にはそのために失われた命も少なくありません。すべての薬から副作用や相互作用を完全になくすことは不可能です。しかし，医薬品開発の過程で必要な情報をきちんと収集し，薬剤師，医師が十分注意して使うならば，最悪の副作用や相互作用は避けることができます。そのためにこそ，情報を正しく理解し，患者の状況に従って取捨選択して適応する日々の努力がたいへん重要となるのです。

【引用文献】

1) Food and Drug Administration (FDA), Center for drug evaluation and research (CDER): Critical Path Initiative (https://www.fda.gov/science-research/science-and-research-special-topics/critical-path-initiative)

2) Food and Drug Administration (FDA), Center for drug evaluation and research (CDER): In Vitro Drug Interaction Studies — Cytochrome P450 Enzyme- and Transporter-Mediated Drug Interactions Guidance for Industry (https://www.fda.gov/regulatory-information/search-fda-guidance-documents/vitro-drug-interaction-studies-cytochrome-p450-enzyme-and-transporter-mediated-drug-interactions)

3) Food and Drug Administration (FDA), Center for drug evaluation and research (CDER)：Clinical Drug Interaction Studies — Cytochrome P450 Enzyme- and Transporter-Mediated Drug Interactions Guidance for Industry (https://www.fda.gov/regulatory-information/search-fda-guidance-documents/clinical-drug-interaction-studies-cytochrome-p450-enzyme-and-transporter-mediated-drug-interactions)

4) European Medicines Agency (EMA)：Guideline on the Investigation of drug interactions (http://www.ema.europa.eu/docs/en_GB/document_library/Scientific_guideline/2012/07/WC500129606.pdf)

5) 厚生労働省：薬物相互作用の検討方法について（平成13年6月4日，医薬審発第813号）

6) 厚生労働省：医薬品開発と適正な情報提供のための薬物相互作用ガイドライン（平成30年7月23日，薬生薬審発0723第6号，https://www.pmda.go.jp/files/000225191.pdf）

7) 厚生労働省：母集団薬物動態／薬力学解析ガイドライン（令和元年5月15日，薬生薬審発0515第1号，https://www.pmda.go.jp/files/000229625.pdf）

8) 厚生労働省：医薬品の暴露-反応解析ガイドライン（令和2年6月8日，薬生薬審発0608第4号，https://www.mhlw.go.jp/hourei/doc/tsuchi/T200609I0010.pdf）

9) 厚生労働省：生理学的薬物速度論モデルの解析報告書に関するガイドライン（令和2年12月21日，薬生薬審発1221第1号，https://www.pmda.go.jp/files/000238191.pdf）

10) Hisaka A et al：Prediction of pharmacokinetic drug-drug interaction caused by changes in cytochrome P450 activity using in vivo information. Pharmacol Ther, 125(2)：230-248, 2010

11) Hisaka A et al：A proposal for a pharmacokinetic interaction significance classification system (PISCS) based on predicted drug exposure changes and its potential application to alert classifications in product labelling. Clin Pharmacokinet, 48 (10)：653-666, 2009

付　録

1 スタチン，睡眠導入薬，免疫抑制薬，
ワルファリンと CYP 阻害薬の
相互作用データ集

2 スタチン，睡眠導入薬，免疫抑制薬，
ワルファリンと CYP 誘導薬の
相互作用データ集

本書で紹介しているスタチン，睡眠導入薬，免疫抑制薬，ワルファリンとCYP 阻害薬の相互作用に関して，基本的にヒトの*in vivo*相互作用試験の報告がある場合，その基質薬と阻害薬の併用による基質薬のAUC変化比と文献名（PubMed検索可能な文献はPMID）のリストを掲載しています。

❖ スタチン

基質薬	阻害薬	阻害薬投与量 (/day)	AUC 変化比	
アトルバスタチン	アジスロマイシン	500mg	1	
	クラリスロマイシン	1,000mg	1.8	
	クラリスロマイシン	1,000mg	4.4	
	エリスロマイシン	2,000mg	1.3	
	イトラコナゾール	200mg	3.2	
	イトラコナゾール	200mg	2.5	
	シクロスポリン		7.4	
	ネルフィナビル	2,250mg	1.7	
フルバスタチン	イトラコナゾール	200mg	1.3	
	フルコナゾール	200mg	1.8	
	シクロスポリン		1.9	
プラバスタチン	イトラコナゾール	200mg	1.5	
	シクロスポリン		7.9	
ロスバスタチン	エリスロマイシン	2,000mg	0.8	
	フルコナゾール	200mg	1.1	
	シクロスポリン		7.1	
	イトラコナゾール	200mg	1.4	
	ケトコナゾール	400mg	1	
シンバスタチン	クラリスロマイシン	1,000mg	11.9	

文　献	PMID
Amsden GW, et al：J Clin Pharmacol, 42：444-449, 2002	11936570
Amsden GW, et al：J Clin Pharmacol, 42：444-449, 2002	11936570
Jacobson TA：Am J Cardiol, 94：1140-1146, 2004	15518608
Siedlik PH, et al：J Clin Pharmacol, 39：501-504, 1999	10234598
Kantola T, et al：Clin Pharmacol Ther, 64：58-65, 1998	9695720
Mazzu AL, et al：Clin Pharmacol Ther, 68：391-400, 2000	11061579
Shitara Y et al：Pharmacol Ther, 112：71-105, 2006	16714062
ビラセプト　インタビューフォーム　社内資料	
Kivistö KT, et al：Br J Clin Pharmacol, 46：49-53, 1998	9690949
Kantola T, et al：Eur J Clin Pharmacol, 56：225-229, 2000	10952477
Shitara Y, et al：Pharmacol Ther, 112：71-105, 2006	16714062
Mazzu AL, et al：Clin Pharmacol Ther, 68：391-400, 2000	11061579
Shitara Y, et al：Pharmacol Ther, 112：71-105, 2006	16714062
Cooper KJ, et al：Eur J Clin Pharmacol, 59：51-56, 2003	12682802
Cooper KJ, et al：Eur J Clin Pharmacol, 58：527-531, 2002	12451430
Shitara Y, et al：Pharmacol Ther, 112：71-105, 2006	16714062
Cooper KJ, et al：Clin Pharmacol Ther, 73：322-329, 2003	12709722
Cooper KJ, et al：Br J Clin Pharmacol, 55：94-99, 2003	12534645
Jacobson TA：Am J Cardiol, 94：1140-1146, 2004	15518608

（次頁へ続く）

基質薬	阻害薬	阻害薬投与量 (/day)	AUC 変化比	
シンバスタチン	ジルチアゼム	120mg	4.8	
	エリスロマイシン	1,500mg	6.2	
	イトラコナゾール	200mg	18.6	
	ネルフィナビル	2,250mg	6	
	ベラパミル	240mg	4.7	
	ベラパミル	480mg	4.1	
	シクロスポリン		2.6	
	シクロスポリン		8	
	ポサコナゾール	200mg	10.6	
	ホスラブコナゾール	400mg	3.98	
ピタバスタチン	シクロスポリン	2mg/kg	4.6	
	エリスロマイシン	2,000mg	2.8	

❖ 睡眠導入薬

基質薬	阻害薬	阻害薬投与量 (/day)	AUC 変化比	
ブロチゾラム	イトラコナゾール	200mg	5.1	
トリアゾラム	アジスロマイシン	500mg	1.0	
	シメチジン	1,000mg	2.2	
	シメチジン	1,200mg	1.5	
	シメチジン	1,200mg	1.6	
	シメチジン	1,200mg	1.3	
	クラリスロマイシン	1,000mg	5.1	
	ジルチアゼム	180mg	3.4	
	ジルチアゼム	180mg	2.3	
	エリスロマイシン	1,000mg	3.7	
	エリスロマイシン	1,000mg	2.1	
	フルコナゾール	200mg	4.4	

文　献	PMID
Mousa O, et al：Clin Pharmacol Ther, 67：267-274, 2000	10741630
Kantola T, et al：Clin Pharmacol Ther, 64：177-182, 1998	9728898
Neuvonen PJ, et al：Clin Pharmacol Ther, 63：332-341, 1998	9542477
ビラセプト　インタビューフォーム　社内資料	
Kantola T, et al：Clin Pharmacol Ther, 64：177-182, 1998	9728898
Jacobson TA, et al：Am J Cardiol, 94：1140-1146, 2004	15518608
Shitara Y, et al：Pharmacol Ther, 112：71-105, 2006	16714062
Shitara Y, et al：Pharmacol Ther, 112：71-105, 2006	16714062
Krishna G, et al：Expert Opin Drug Metab Toxicol, 8 (1)：1-10, 2012	22176629
ネイリン　インタビューフォーム　社内資料	
リバロ　インタビューフォーム　社内資料	
リバロ　インタビューフォーム　社内資料	

文　献	PMID
Osanai T, et al：Br J Clin Pharmacol, 58：476-481, 2004	15521894
Greenblatt DJ, et al：Clin Pharmacol Ther, 64：278-285, 1998	9757151
Pourbaix S, et al：Int J Clin Pharmacol Ther Toxicol, 23：447-451, 1985	2864320
Abemethy DR, et al：Psychopharmacology, 80：275-278, 1983	6137021
Cox SR, et al：Biopharm Drug Dispos, 7：567-575, 1986	3828486
Friedman H, et al：J Clin, 28：228-233, 1988	3360971
Greenblatt DJ, et al：Clin Pharmacol Ther, 64：278-285, 1998	9757151
Varhe A, et al：Clin Pharmacol Ther, 59：369-375, 1996	8612379
Kosuge K, et al：Br J Clin Pharmacol, 43：367-372, 1997	9146848
Greenblatt DJ, et al：Clin Pharmacol Ther, 64：278-285, 1998	9757151
Phillips JP, et al：J Clin Psychopharmacol, 6：297-299, 1986	3771812
Varhe A, et al：Br J Clin Pharmacol, 42：465-470, 1996	8904618

（次頁へ続く）

基質薬	阻害薬	阻害薬投与量 (/day)	AUC 変化比	
トリアゾラム	フルオキセチン	60mg	1.0	
	イトラコナゾール	200mg	27.1	
	ケトコナゾール	400mg	22.4	
	ケトコナゾール	400mg	13.7	
	ケトコナゾール	400mg	9.2	
	ネファゾドン	400mg	3.9	
	テルビナフィン	250mg	0.8	
ゾルピデム	シメチジン	1,000mg	1.2	
	フルコナゾール	200mg	1.3	
	フルオキセチン	20mg	1.0	
	イトラコナゾール	200mg	1.3	
	イトラコナゾール	200mg	1.3	
	ケトコナゾール	200mg	1.7	
	ラニチジン	300mg	0.9	
	ボリコナゾール	400mg	1.5	
ゾピクロン	イトラコナゾール	200mg	1.7	
スボレキサント	ケトコナゾール	400mg	2.8	
	ジルチアゼム	240mg	2.1	
レンボレキサント	イトラコナゾール	200mg	3.7	
	フルコナゾール	200mg	4.2	

❖ 免疫抑制薬

基質薬	阻害薬	阻害薬投与量 (/day)	AUC 変化比	
シクロスポリン	アジスロマイシン	500mg	0.99	
	シクロスポリン	1,000mg	1	
	ジルチアゼム	180mg	1.57	
	エリスロマイシン	1,000mg	2.22	

文　献	PMID
Wright CE, et al : Pharmacotherapy, 12 : 103-106, 1992	1570226
Varhe A, et al : Clin Pharmacol Ther, 56 : 601-607, 1994	7995001
Varhe A, et al : Clin Pharmacol Ther, 56 : 601-607, 1994	7995001
Greenblatt DJ, et al : Clin Pharmacol Ther, 64 : 237-247, 1998	9757147
von Moltke LL, et al : J Pharmacol Exp Ther, 276 : 370-379, 1996	8632299
Barbhaiya RH, et al : J Clin Psychopharmacol, 15 : 320-326, 1995	8830062
Varhe A, et al : Br J Clin Pharmacol, 41 : 319-323, 1996	8730978
Hulhoven R, et al : Int J Clin Pharmcol Res, 8 : 471-476, 1988	3253224
Greenblatt DJ, et al : Clin Pharmacol Ther, 64 : 661-671, 1998	9871431
Allard S, et al : Drug Metab Dispos, 26 : 617-622, 1998	9660843
Greenblatt DJ, et al : Clin Pharmacol Ther, 64 : 661-671, 1998	9871431
Luurila H, et al : Eur J Clin Pharmacol, 54 : 163-166, 1998	9626922
Greenblatt DJ, et al : Clin Pharmacol Ther, 64 : 661-671, 1998	9871431
Hulhoven R, et al : Int J Clin Pharmcol Res, 8 : 471-476, 1988	3253224
Saari TI, et al : Br J Clin Pharmacol, 63 : 116-120, 2007	16822278
Jalava KM, et al : Eur J Clin Pharmacol, 51 : 331-334, 1996	9010708
Wrishko RE, et al : Clin Drug Investig, 39 (5) : 441-451, 2019	30810914
Wrishko RE, et al : Clin Drug Investig, 39 (5) : 441-451, 2019	30810914
デエビゴ　インタビューフォーム　社内資料	
デエビゴ　インタビューフォーム　社内資料	

文　献	PMID
ジスロマック　インタビューフォーム　社内資料	
Tan KK, et al : Br J Clin Pharmacol, 28 : 185-187, 1989	2775624
Foradori A, et al : Transplant Proc, 30 : 1685-1687, 1998	9723244
Freeman DJ, et al : Br J Clin Pharmacol, 23 : 776-778, 1987	3606938

（次頁へ続く）

基質薬	阻害薬	阻害薬投与量 (/day)	AUC 変化比	
シクロスポリン	エリスロマイシン	1,000mg	2.15	
	フルコナゾール	200mg	1.84	
	ケトコナゾール	200mg	4.39	
	ケトコナゾール	200mg	5.31	
	ケトコナゾール	400mg	5.15	
	レボフロキサシン	1,000mg	1	
	ボリコナゾール	400mg	1.7	
タクロリムス	ケトコナゾール	200mg	2.91	
	イトラコナゾール	400mg	3.32	
	ボリコナゾール	400mg	3.2	
	ポサコナゾール	800mg	4.6	
エベロリムス	エリスロマイシン	1,500mg	4.4	
	ベラパミル	240mg	3.5	

❖ ワルファリン

基質薬	阻害薬	阻害薬投与量 (/day)	AUC 変化比	
ワルファリン	アミオダロン	400mg	2.1	
	アミオダロン	200mg	1.3	
	ベンズブロマロン	50mg	2.2	
	ブコローム	300mg	3.3	
	ミコナゾール	125mg	4.7	
	スルフィンピラゾロン	400mg	1.7	
	スルフィンピラゾロン	400mg	1.9	
	フルバスタチン	80mg	1.3	
	フルコナゾール	400mg	2.9	

文 献	PMID
Gupta SK, et al : Br J Clin Pharmacol, 27 : 475-481, 1989	2655690
Canafax DM, et al : Transplantation, 51 : 1014-1018, 1991	2031258
Foradori A, et al : Transplant Proc, 30 : 1685-1687, 1998	9723244
Gomez DY, et al : Clin Pharmacol Ther, 58 : 15-19, 1995	7628178
Butman SM, et al : J Heart Lung Transplant, 10 : 351-358, 1991	1854763
Doose DR, et al : J Clin Pharmacol, 38 : 90-93, 1998	9597565
Romero AJ, et al : Clin Pharmacol Ther, 71 : 226-234, 2002	11956505
Floren LC, et al : Clin Pharmacol Ther, 62 : 41-49, 1997	9246018
Vanhove T, et al : Basic Clin Pharmacol Toxicol, 124 (1) 50-55, 2019	29989304
FDA label	
Sansone-Parsons A, et al : Pharmacotherapy, 27 (6) : 825-834, 2007	17542765
Kovarik JM, et al : Eur J Clin Pharmacol, 61 : 35-38, 2005	15785960
Kovarik JM, et al : Br J Clin Pharmacol, 60 : 434-437, 2005	16187976

文 献	PMID
O'Reilly RA, et al : Clin Pharmacol Ther, 42 : 290-294, 1987	3621782
Heimark LD, et al : Clin Pharmacol Ther, 51 : 398-407, 1992	1563209
Takahashi H, et al : Clin Pharmacol Ther, 66 : 569-581, 1999	10613612
Black DJ, et al : Drug Metab Dispos, 24 : 422-428, 1996	8801057
O'Reilly RA, et al : Clin Pharmacol Ther, 51 : 656-667, 1992	1611805
Toon S, et al : Clin Pharmacol Ther, 39 : 15-24, 1986	3943265
O'Reilly RA : Circulation, 65 : 202-207, 1982	7053283
Kim, et al : Eur J Clin Pharmacol, 62 : 431-436, 2006	16758259
Black DJ et al : Drug Metab Dispos, 24 (4) : 422-428, 1996	8801057

　本書で紹介しているスタチン，睡眠導入薬，免疫抑制薬，ワルファリンとCYP誘導薬の相互作用に関して，基本的にヒトの *in vivo* 相互作用試験の報告がある場合，その基質薬と誘導薬の併用による基質薬のAUC変化比と文献名（PubMed検索可能な文献はPMID）のリストを掲載しています。

❖ スタチン

基質薬	誘導薬	誘導薬投与量 (/day)	AUC 変化比	
アトルバスタチン	エファビレンツ	600mg	0.59	
	リファンピシン	600mg	0.2	
ロスバスタチン	リファンピシン	450mg	0.96	
シンバスタチン	ボセンタン	250mg	0.54	
	カルバマゼピン	600mg	0.25	
	エファビレンツ	600mg	0.42	
	リファンピシン	600mg	0.09	
	リファンピシン	600mg	0.14	
ピタバスタチン	リファンピシン	600mg	1.3	
プラバスタチン	リファンピシン	600mg	0.44	

❖ 睡眠導入薬

基質薬	誘導薬	誘導薬投与量 (/day)	AUC 変化比	
トリアゾラム	リファンピシン	600mg	0.05	
ゾルピデム	リファンピシン	600mg	0.27	
ゾピクロン	リファンピシン	600mg	0.18	
スボレキサント	リファンピシン	600mg	0.12	
レンボレキサント	リファンピシン	600mg	0.03	

文　献	PMID
Gerber JG, et al：J Acquir Immune Defic Syndr, 39：307-312, 2005	15980690
Backman JT, et al：Clin Pharmacol Ther, 78：154-167, 2005	16084850
Zhang W, et al：Clin Ther, 30：1283-1289, 2008	18691987
Dingemanse J, et al：Clin Pharmacokinet, 42：293-301, 2003	12603176
Ucar M, et al：Eur J Clin Pharmacol, 59：879-882, 2004	14691614
Backman JT, et al：Clin Pharmacol Ther, 78：154-167, 2005	16084850
Chung E, et al：Clin Pharmacol Ther, 79：350-361, 2006	16580903
Kyrklund C, et al：Clin Pharmacol Ther, 68：592-597, 2000	11180018
リバロ　インタビューフォーム　社内資料	
Deng S, et al：Clin Ther, 31：1256-1263, 2009	19695392

文　献	PMID
Villikka K, et al：Clin Pharmacol Ther, 61：8-14, 1997	9024169
Villikka K, et al：Clin Pharmacol Ther, 62：629-634, 1997	9433391
Villikka K, et al：Br J Clin Pharmacol, 43：471-474, 1997	9159561
Wrishko RE, et al：Clin Drug Investig, 39 (5)：441-451, 2019	30810914
デエビゴ　インタビューフォーム　社内資料	

❖ 免疫抑制薬

基質薬	誘導薬	誘導薬投与量 (/day)	AUC 変化比	
シクロスポリン	カルバマゼピン	200mg	0.39	
	ボセンタン	500mg	0.54	
	リファンピシン	600mg	0.27	
	セントジョーンズワート		0.54	
	セントジョーンズワート		0.63	
	セントジョーンズワート		0.48	
タクロリムス	リファンピシン	600mg	0.32	
エベロリムス	リファンピシン	600mg	0.37	

❖ ワルファリン

基質薬	誘導薬	誘導薬投与量 (/day)	AUC 変化比	
ワルファリン	リファンピシン	600mg	0.48	
	エンザルタミド	160mg	0.44	

文　献	PMID
Cooney GF, et al：Pharmacotherapy, 15：353-356, 1995	7667170
Binet I, et al：Kidney Int, 57：224-231, 2000	10620203
Hebert MF, et al：Clin Pharmacol Ther, 52：453-457, 1992	1424418
Bauer S, et al：Br J Clin Pharmacol, 55：203-211, 2003	12580993
Dresser GK, et al：Clin Pharmacol Ther, 73：41-50, 2003	12545142
Mai I, et al：Clin Pharmacol Ther, 76：330-340, 2004	15470332
Hebert MF, et al：J Clin Pharmacol, 39：91-96, 1999	9987705
Kovarik JM, et al：Ann Pharmacother, 36：981-985, 2002	12022896

文　献	PMID
Niemi M, et al：Clin Pharmacokinet, 42：819-850, 2003	12882588
Gibbons JA, et al：Clin Pharmacokinet, 54 (10)：1057-1069, 2015	25929560

索引　主に薬剤名を掲載

英数字

5-HT₃受容体拮抗薬 ……………180

CR（CYPの基質薬のクリアランスへの寄与率）
…………………… 14, 19, 31, 44, 61

CYP（シトクロムP450）
………4, 6, 16, 27, 83, 101, 188

HMG-CoA還元酵素阻害薬
………………63, 82, 88～98, 140

IC（CYPの誘導薬によるクリアランスの増加）………14, 31, 44

IR（CYPの阻害薬の阻害率）
…………………14, 19, 31, 44

mechanism-based inhibitor……17

Pharmacokinetic Interaction Significance Classification System（PISCS）
…………47, 61, 72, 102, 210

P糖蛋白質………40, 126, 129, 142, 172, 189, 207

あ

アジスロマイシン
…………47, 57, 96, 118, 138

アゼルニジピン………………43, 44

アゾール系抗真菌薬
………7, 18, 90, 94, 105, 112, 116, 128, 134, 136, 172

アタザナビル………………166, 190

アトルバスタチン
………27, 38, 85, 89～99, 141

アパルタミド………………37, 176

アピキサバン………159, 163, 167

アプレピタント
………38, 154, 155, 180～185

アミオダロン
………………86, 152, 161～164

アリスキレン………………134, 142

アルコール………………………114

アルミニウム………10, 193～196

アロプリノール……………177, 178

い

イトラコナゾール
………3, 7, 20, 43, 84, 94, 106, 112, 116～120, 136, 161, 189

イマチニブ……………107, 112, 175

イリノテカン………………………173

インジナビル………………………166

え

エスゾピクロン
………………101, 108, 112～120

エゼチミブ………………39, 129

エチゾラム…………………………3

エドキサバン………159, 163, 168

エトラビリン………………………8

エノキサシン………………193, 195

エファビレンツ……30, 40, 92, 112

エベロリムス
…125, 126, 128, 131～142, 175

エリスロマイシン
64, 96, 112, 116～120, 138, 166

エルロチニブ…………10, 175, 177

エンザルタミド………37, 155, 176

エンドキシフェン…………173, 174

（お）

オフロキサシン……………193, 195

オメプラゾール
………………37, 92, 134, 176, 189

（か）

カリウム保持性利尿薬…………132

カルシウム拮抗薬（Ca拮抗薬）
………………63, 98, 120, 134, 140

カルバマゼピン………30, 33～36,
　134, 155, 162, 165, 167, 168

（き）

キニジン
…………17, 161～164, 169, 174

（く）

クマリン系抗凝血薬……………92

クラリスロマイシン…………49, 90,
　96, 107, 116～122, 138

グレープフルーツ
……………………17, 90, 134, 189

（け）

ケトコナゾール
…20, 49, 77, 161, 165, 173, 185

ゲフィチニブ…………10, 175, 177

（こ）

コレスチラミン……………90, 192

（さ）

サキナビル……………161, 164, 211

（し）

シクロスポリン
……84～86, 90, 98, 125～127,
　129～142, 161～164, 185

ジゴキシン……………90, 134, 211

シナカルセト……………………174

シプロフロキサシン………194, 196

シメチジン
………18, 92, 107, 112, 209, 211

ジルチアゼム…………86, 98, 112,
　116～120, 140, 168

シンバスタチン
………7, 43, 64, 85, 88～98, 140

（す）

スボレキサント
…………101, 104, 110, 116～120

（せ）

制酸薬……10, 177, 190, 193～196

セフジニル……………194, 196, 197

セベラマー………………192, 193

セントジョーンズワート（セイ
　ヨウオトギリソウ）
…………162, 165, 167, 168, 211

そ

ゾピクロン……63, 108, 112〜120

ゾルピデム……44, 101〜103, 106, 108, 112〜120

た

タクロリムス……125〜128, 130〜142, 161, 162, 164, 185

ダサチニブ……175, 177

ダビガトラン……159〜165

タモキシフェン……6, 173, 174

て

ティーエスワン……147〜149

鉄剤……196, 197

テラプレビル……134

テリスロマイシン……49, 58, 64

テルビナフィン……174

と

トランスポーター……9, 40, 125, 129, 188, 204〜210

トリアゾラム……3, 7, 30, 43, 101, 105〜108, 112〜122

ドンペリドン……180, 185, 186

な

ナプロキセン……168

に

ニコチン酸製剤……82, 84, 90

ニソルジピン……49, 58, 59

ニューキノロン系抗菌薬
……4, 10, 189, 193〜197

ニロチニブ……10, 175, 177

ね

ネファゾドン……49, 58, 59

ネルフィナビル……211

の

ノルフロキサシン……193, 195

は

パゾパニブ……177, 191

バルサルタン……192

パロキセチン……174

ひ

ビキサロマー……192, 193

非ステロイド性解熱消炎鎮痛薬
（NSAIDs）……4, 134, 178, 179

ピタバスタチン……85, 86, 89〜99, 131, 132, 141

ふ

フィブラート系薬剤……82, 84, 90

フェニトイン……27, 33〜36, 38, 134, 155, 175, 176, 184

フェノバルビタール
……134, 155, 162, 167, 168

フェブキソスタット……177, 178

フェロジピン……17, 43, 44, 49, 58

ブコローム……………………153

ブスピロン…………………49, 58

フルコナゾール……………83, 94,
116〜120, 136, 166, 173

フルバスタチン
………………83, 85, 88〜98, 140

フルボキサミン………………104

プロスタグランジン……………178

ブロチゾラム………43, 105, 106,
109, 113〜120

プロテアーゼ阻害薬………90, 101,
107, 112, 134, 162, 166, 168

プロトンポンプ阻害薬
………………10, 177, 189〜191

プロパフェノン…………………17

分子標的治療薬
………………10, 175, 177, 190

へ

ベラパミル………………17, 86, 98,
116〜120, 140, 161〜164

ベンズブロマロン………………153

ベンゾジアゼピン
………………63, 64, 66, 74, 101, 108

ほ

ポサコナゾール
………………88, 90, 94, 116, 136

ボセンタン………130, 132, 154, 155

ボリコナゾール…………43, 85, 94,
105〜107, 116, 128, 136, 166

ボルテゾミブ…………………174

ま

マグネシウム……10, 193, 194, 196

マクロライド系抗菌薬……17, 90,
96, 112, 118, 134, 138, 168

麻酔薬……………………114

み

ミコナゾール…………94, 113, 116,
128, 136, 150

ミダゾラム………21, 32, 35, 37, 43,
73, 77, 105, 176, 185

ミトタン……………………37

め

メトトレキサート……178, 179, 211

メトプロロール…………………17

メトロニダゾール……………154

メラトニン受容体作動薬
………………101, 104, 110

メルカプトプリン…………177, 178

も

モダフィニル………………………8

モノアミン酸化酵素阻害薬……114

ゆ

有機アニオントランスポーター
（OATP）…………9, 82, 127, 129,
142, 207

ら

ラニチジン……………………92

ラブコナゾール·········94, 116, 136

ラメルテオン·········101, 104, 110

ランソプラゾール·····················134

り

リトナビル······17, 91, 161～164,
166, 168, 209, 211

リバーロキサバン
·················159, 162, 165～167

リファブチン·····························35

リファンピシン······7, 30, 33, 92,
112, 134, 154, 165, 167, 209

硫酸······································5

リルピビリン·················190, 191

リルマザホン
···102, 103, 107, 109, 113～121

れ

レパグリニド····························129

レフルノミド····························192

レンボレキサント
·········101, 104, 111, 117～121

ろ

ロキシスロマイシン
·······························96, 118, 138

ロスバスタチン······89～99, 131,
132, 141, 177, 211

ロルメタゼパム
·················107, 109, 113～121

これからの薬物相互作用マネジメント　第2版
臨床を変えるPISCSの基本と実践

定価　本体3,000円（税別）

2014年2月15日　初版発行
2021年3月15日　第2版発行
2022年6月15日　第2版第2刷発行

監　修　　鈴木 洋史

編　著　　大野 能之　樋坂 章博

発行人　　武田 信

発行所　　株式会社 じ ほ う

　　　　　101-8421　東京都千代田区神田猿楽町1-5-15（猿楽町SSビル）
　　　　　振替　00190-0-900481
　　　　　＜大阪支局＞
　　　　　541-0044　大阪市中央区伏見町2-1-1（三井住友銀行高麗橋ビル）
　　　　　お問い合わせ　https://www.jiho.co.jp/contact/

©2021　　　　　　　装丁　hi-fn　　組版　スタジオ・コア　　印刷　シナノ印刷(株)
Printed in Japan